안녕!
테라피스트

안녕! 테라피스트

2023년 6월 20일 1판 1쇄 인쇄
2023년 6월 30일 1판 1쇄 발행

지은이 | 심재훈, 오덕원

펴낸이 | 김진환
펴낸곳 | 학지사메디컬 HAKJISAMEDICAL
04031 서울특별시 마포구 양화로 15길 20 마인드월드빌딩
대표전화_ 02-330-5188 팩스_ 02-326-0338
등 록 | 2010년 2월 8일 제313-2010-36호
메 일 | hakjisamd@hakjisamd.co.kr
홈페이지 | http://www.hakjisamd.co.kr

ISBN 979-11-92867-51-9 93510

가 격 | 16,000원

안녕! 테라피스트

심재훈 · 오덕원 공저

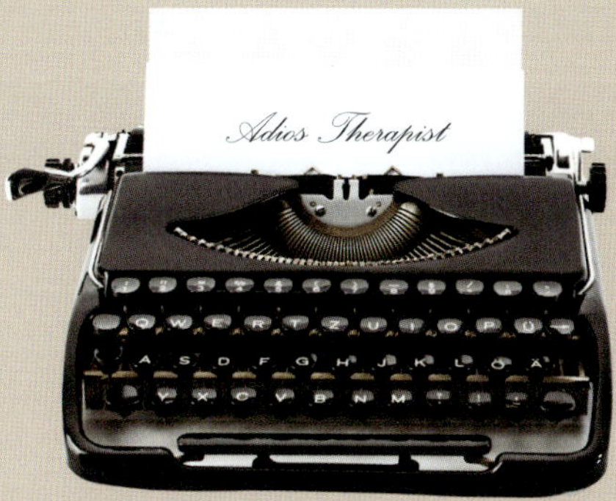

학지사메디컬
HAKJISA MEDICAL

저자소개

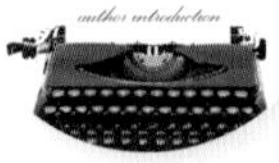

심재훈

백석대학교 물리치료학과 교수

한양대학교 보건학 박사

강남세브란스병원 재활의학과 근무

오덕원

청주대학교 물리치료학과 교수

연세대학교 이학 박사(물리치료학 전공)

강남세브란스병원 재활의학과 근무

머리말

preface

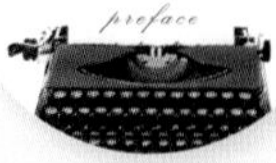

내가 물리치료를 전공하고 업으로 삼게 된 것은 뜻하지 않은 운명적인 만남과 선택으로 시작되었다. 대원외국어고등학교를 졸업할 무렵, 항공전자 관련 학과를 지원하기 위해 준비하던 중, 세브란스병원 수간호사로 근무하던 지인의 추천으로 연세대학교 재활학과(물리치료학과)에 입학하였다. 그러나 당시 사회적인 지위가 낮았던 물리치료사로 일하고 싶지 않았다. 그래서 공군학사장교로 3년 동안 경험했던 비행기 관제업무를 바탕으로 항공사에 가취업이 되었으나, 친구의 권유로 지원했던 병원(강남세브란스병원)에 합격하여 환자를 치료하게 되었고, 지금은 백석대학교에서 학생들을 가르치고 있다. 처음부터 정하고 시작한 일은 아니였지만, 병원과 학교에서의 소중한 경험은 내 인생을 값지게 만들었고 하나님의 강한 이끔을 깨달을 수 있었다.

이 책을 쓰게 된 데는 3가지 이유가 있다. 첫 번째 이유는 관련된 일을 하려는 청년들에 대한 격려와 위로이다. 나는 30년이 넘는 시간을 일해 오는 동안 '재활(rehabilitation)'의 범위를 벗어난 적이 거의 없었다. 지금은 교육자로서 청년들에게 실패를 두려워하지 말고, 꿈을 위해 계속 도전하라고 말하고 싶다.

다른 이유는 내 자신을 위해서다. 내 삶이 자랑하거나 과시할 만한 인생이 아니라는 것은 알고 있다. 그럼에도 부끄러움을 이길 수 있었던 것은 내 삶을 되돌아보면서 스스로를 더 잘 알아볼 수 있었기 때문이다. 지난 삶을 길게 펴놓고 돌아보니 수많은 인연과 선택의 기로에서 방황하던 나를 다시 만날 수 있었다. 그때, 나의 능력과 한계를 알 수 있었고, 중요한 선택의 순간에 항상 곁에 있던 소중한 사람들의 조언과 인도가 있었음을 깨달을 수 있었다.

세 번째 이유는 내 삶에 의미 있고 선한 도움을 준 소중한 분들에게 감사하기 위해서다. 건강하고 쉽게 쓰러지지 않는 몸과 정신을 만들어 주시고, 힘들 때 항상 나침반같은 역할을 해 주신 부모님과 곁에서 짐을 같이 들어주는 동생 심재호, 새로운 가능성을 열어 주신 삼광초등학교 故 이옥례 선생님, 젊고 어려운 시절 자존감을 높여 주신 故 박인옥 선생님, 그리고 강남세브란스병원에서 동거동락했던 이규완, 오덕원 외 다른 동료와의 기억을 되새김으로써 그 가치와 의미를 마음에 간직하고 싶었다.

이 책을 펴내는 데 많은 분의 도움을 받았다. 백석대학교 장종현 총장님, 솔병원 나영무 원장님, 한양대학교 김윤신 교수님, 강남세브란스병원 박윤길 선생님의 따뜻한 격려에 감사드린다. 어려운 일정 가운데서도 기꺼이 출판을 맡아 좋은 책을 만들어 준 출판사 관계자 여러분에게도 감사를 표한다. 무엇보다도 부족한 나를 이해해주고 좋은 남편이자 아버지라고 말해 주는 아내 장경하와 아들 심형준에게도 고마움을 전한다.

감사합니다!

2023년 5월
심재훈

머리말

preface

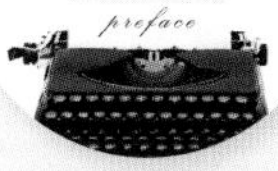

너무 더운 여름날이었다. 가만히만 있어도 온몸 구석구석에서 땀이 줄줄 흘렀다. 남의 속도 모른 채 한껏 자기애를 뽐내고 있는 태양 아래, 앞만 보고 걷는 것은 아무래도 좋은 선택이 아닌 듯했다. 그래서 생각했다. 간절히, 아주 간절히 아이스아메리카노를 마시고 싶다고. 혼자서 용감하게 카페에 들어가 커피를 주문하고 기다렸다. 이 순간 내가 어딜 가고 있었는지는 그다지 중요하지 않았다. 먼발치서 투명 컵에 각진 얼음을 담고 있는 커피를 쳐다보기만 해도 행복했다. 어쩌면, 시원한 커피를 마실 때보다 상상하며 바라볼 때가 훨씬 더 좋을 수도 있겠다 싶었다. 불현듯, 이런 생각이 든다. 겨울에 아이스아메리카노를 마셔도 이렇게 행복할까? 아마도, 지금의 즐거움이 훨씬 더 클 것 같다. 무더운 여름이기 때문에….

테라피스트(therapist)도 그런 사람이다. 누군가 삶에서 가장 힘든 시간을 보내고 있을 때 만나는 사람. 테라피스트는 정성을 다해 치료하는 사람을 뜻한다. 치료의 길은 멀지 않다. 몸이 아파 거동이 어려운 사람을 도와주는 것도, 그리고 삶을 힘들어하는 친구의 어깨를 토닥거리며 건넨 위로의 말 한마디도 모두 치료라 할 수 있다. 마음이든 몸이든, 그게 무엇이든 상관없다. 다른 사람을 생각하고 힘이 되어 줄 수만 있으면, 우리는 모두 누군가에게 테라피스트가 되는 것이다.

이 책을 쓰면서 테라피스트의 진정한 역할은 무엇인지 다시 한 번 생각하게 되었다. 지난 30년 동안 물리치료사로, 교육자로 그리고 연구자로 살아왔지만, 여전히 내가 무슨 일을 하고 있는지 고민하고 있고 다른 사람이 나를 어떻게 생각할지 신경 쓰며 살고 있다. 문득, 젊은 시절 마주하던 사람들이 생각나, 추억을 곱씹으며 즐거웠던 기억과 안타까웠던 일들을 꺼내어 이 책의 에피소드를 구성하였다. 아득히 멀어져가는 기억을 부여잡고 애써 그 당시를 생각해 보면, 여태껏 내가 걸어왔던 발자취가 선명히 느껴져 다시 한 번 옛 생각에 젖어든다. 아무 생각 없이 삶을 살았던 그때의 내가 그리워진다.

젊은 시절, 그때를 생각해보면 무모하리만큼 생각한 데로 살았다. 그때 만났던 사람들, 그때의 나 그리고 추억. 어느새 그때를 그리워하며 조금씩 성장해왔고 또다시 오늘을 살고 있다. 어렵게 옛 기억을 꺼내어 이 글을 쓰는 이 순간 또한 먼 훗날 추억의 한 페이지로 마음 한가득 자리할 것이다. 그러기에 에피소드 하나하나에 누군가의 희망과 소중한 꿈을 담고 싶었다. 이 책을 읽는 사람들도 테라피스트의 추억이 묻어 있는 이야기를 소중한 경험으로 이해해 주었으면 좋겠다.

2023년 5월

오덕원

목차

테라피스트의 삶

PT 심재훈

목차

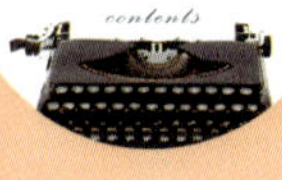

테라피스트의 기억

PT 오덕원

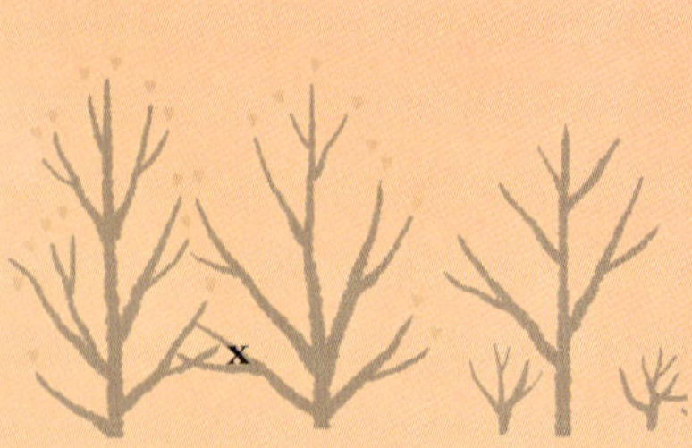

테라피스트의 삶

PT 심재훈

본 투 세브란스

세브란스와 인연을 맺은 나의 이야기는 대학 4학년에 재학 중이었던 1990년 여름으로 거슬러 올라간다. 그 무렵 이런저런 고민에 마음이 많이 무거운 상태였는데, 그중 가장 큰 고민은 군복무에 관한 것이었다. 남자 입학동기들은 대부분 2학년을 마치고 군입대를 하였기 때문에 4학년이 되니 나만 혼자 남아 있었다. 마침 가스총 제조를 하던 아버지 사업이 어려워져 집안의 경제 사정이 나빠졌다. 고민 끝에 봉급을 받을 수 있는 장교가 되기로 결심하였다. 그러나 장교가 된다는 게 쉬운 일은 아니었다. 학력과 실력이 좋은 다른 지원자들에 비해 나는 상대적으로 준비가 부족했고, 전공시험도 물리치료학 분야는 없었다. 그러다 보니 전공시험을 영어로 봐야 했다. 영어전공자가 아니었기에 합격에 대한 기대감은 20% 정도밖에 안 됐던 것 같다. 가능성은 적었지만 일단 시도해보기로 하고, 교보문고에서 영어 단어 · 숙어집과 문법이 요약된 책을 구입했다. 합격이 힘들거란 생각에 그만두고 싶었지만, 꾹 참고 병원실습을 하는 동안 지하철과 버스로 이동 중에 틈틈이 공부했다. 물리치료사 면허시험과도 기간이 겹쳤기 때문에 두 가지 시험을 동시에 준비하는 과정은 무척이나 힘들었다.

전공시험 당일, 시험장에서 대원외고 재학시절 같은 서반아어과였던 동창 8명을 만났다. 그들은 모두 서울대학교에 재학 중이었다. 반가움도 있었지만, 은연 중에 내비치는 그들 학교에 대한 우월감과 자신감에 나는 심리적으로 위축되었다. 매년 장교 시험의 최종 합격자 중 서울대 출신이 30~35%를 차지한다는 것을 알고 있었기 때문이었다. 시험이 시작되고 긴장된 마음으로 문제지를 한 장씩 넘기며 풀기 시작했다. 당연히 시험은 어려웠다. 그런데 문제를 풀다 보니 두 달 동안 고육지책(苦肉之策)으로 손에 들었던 요약집에서 본 단어와 숙어가 꽤 많이 출제가 된 것이 아닌가.

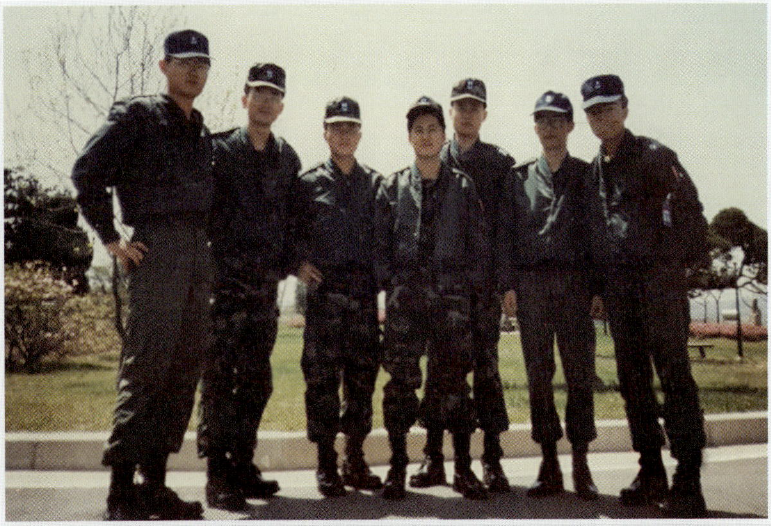

1992년 오산공군기지에서 동료들과 함께

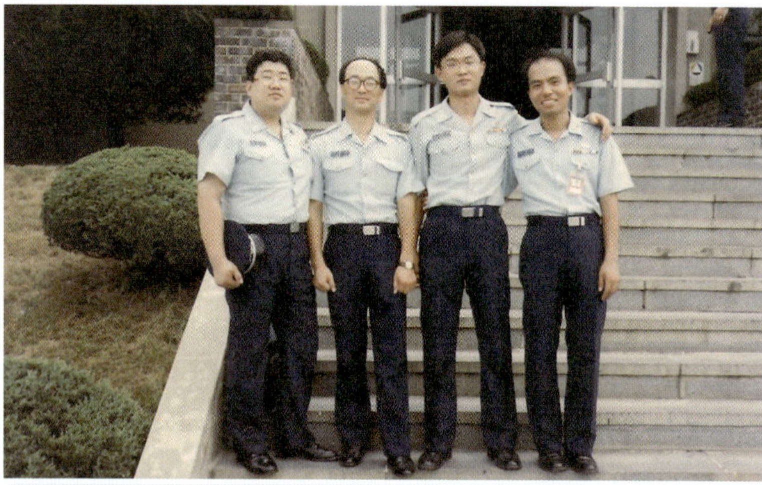

1994년 전역을 기념하며

결론부터 말하자면 나는 정말 "운 좋게" 전공 필기시험에 합격했다. 그리고 서울대학교에 재학 중인 고교 동창 8명의 소식은 들을 수 없었다.

이후 우여곡절 끝에 면접과 체력시험까지 모두 통과함으로써 마침내 장교로 복무할 수 있게 되었다. 1991년 2월, 대학을 졸업한 후 진주에 있는 공군교육사령부에 입교하면서 나의 군 생활은 시작되었다. 6개월간의 군사훈련과 특기교육을 수료하고 오산 공군기지로 배치받아 3년 동안 방공관제사로 근무했다. 힘들지 않은 군 생활이 어디 있겠는가. 그럼에도 나의 군 생활이 내게 몇 가지 긍정적인 영향을 미쳤다는 걸 인정하지 않을 수 없다. 복무 기간 동안 받았던 월급이 형편이 어려워 자주 이사를 해야 했던 집안 사정에 큰 도움이 되었다는 점, 그리고 새로운 분야에서도, 가족들 사이에서도 제 몫을 해내는 나 자신에 대해 자존감을 회복할 수 있었다는 점이 그것이다. 군 제대 무렵인 1994년 6월,

나는 근무 여건이 좋고 연봉이 높은 유명 항공사의 교육 파트로 추천받아 취업하기로 결정했다. 전공인 물리치료 분야는 다른 전문 직종에 비해 사회적 지위가 낮다는 생각에 포기한 것이다. 어느 날 ROTC 장교로 근무하면서 나와 비슷한 시점에 전역을 앞둔 후배에게서 전화가 왔다. 강남세브란스병원(구: 영동세브란스병원)에서 물리치료사를 뽑으니, 같이 지원해 보자는 것이었다. 이미 괜찮은 곳에 취업이 결정됐다고 거절해도 후배는 끈질기게 연락하고 재촉했다. 결국, 후배의 등쌀에 떠밀려 경험 삼아 해보자는 생각에 지원서를 제출했다. 전혀 준비 없이 타의에 의해 끌려간 내가 필기시험과 면접을 잘 볼 리가 없었다. 그런데 또 "운 좋게" 최종 합격 연락을 받았다. 오랜 고민을 거듭하다가 함께 합격한 후배의 권유에 따라 항공사 취업을 포기하고 병원으로 출근하기로

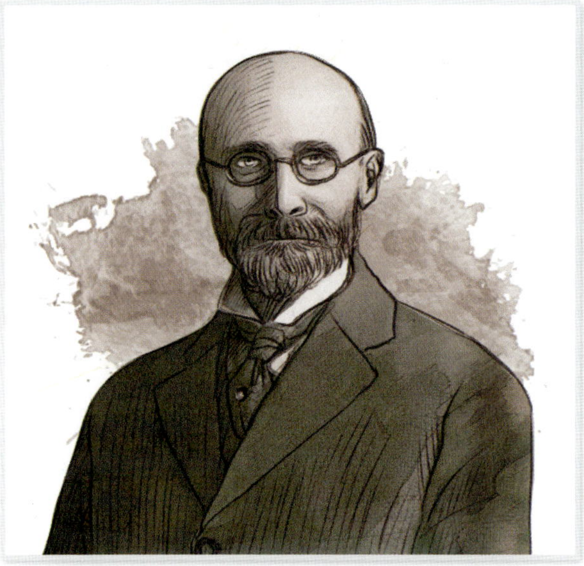

선교사 알렌

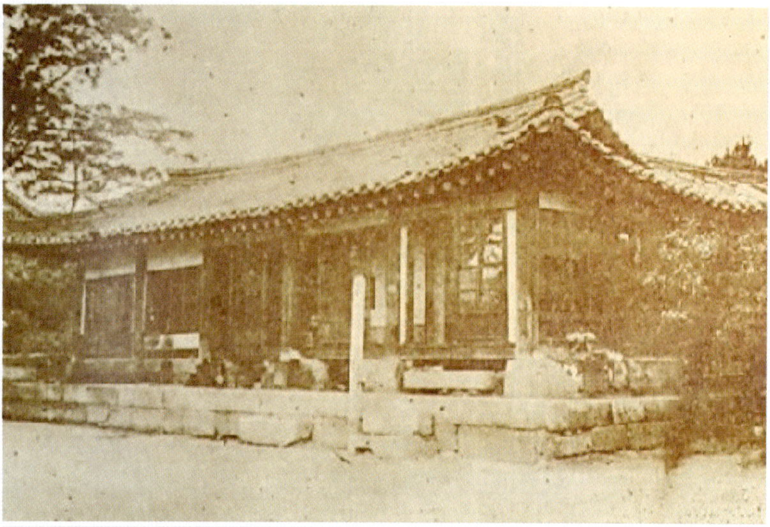

1885년 개원한 제중원의 모습

했다. 나의 세브란스 인생은 이렇게 시작되었고, 중요한 순간에 나침반 역할을 해 준 그 후배는 지금 ○○대학에서 성심껏 물리치료학과 학생들을 가르치고 있다. 그 당시 내가 병원에 합격한 이유가 무엇이었을까 곰곰이 생각해봤다. 당시 해병대장교를 거쳐 재활의학과 과장이었던 문○○ 선생님의 추천 때문이었을지도 모른다. 그러나 나중에 분명한 이유를 알게 되었다. 그건 바로 몸과 마음이 아픈 환자를 위해 봉사하라는 하나님의 부르심 때문이었다.

입사 후 병원에 근무하면서, 나는 다윗처럼 내 안에 정한 마음이 없을 때 정한 마음을 주십사하고 하나님께 기도해야 한다는 것을 깨달았다. 정한 마음은 스스로 만들 수 있는 것이 아니라 오직 하나님께서 주셔야만 하는 것이기 때문이다. 저절로 되는 일은 거의 없다. 환자의 팔다리를 움직이고, 호흡을 도와주고, 아픈 곳을 치료하고 걸을 수 있도록 하는 것이, 모두 내 힘만으로는 불가능한 일이다. 신이 주신 마음과 힘이 더해져야 온전히 가능하다는 것을 17년 동안 다양하고 많은 환자를 대하며 깨달았다.

뒤늦게 하는 말이지만, 나는 1969년 겨울에 세브란스 병원에서 어려운 시술을 통해 이 세상에 나왔다. 아마도 머리가 커서 꽤나 애먹였을 것이다. 힘든 과정을 거쳐 지구별에 무사히 나를 안착시켜준 세브란스 병원…. 강에서 태어나 바다로 나갔다가 다시 강으로 돌아오는 연어처럼 나는 내가 태어난 세브란스병원으로 다시 돌아갔다. 그리고 하나님의 은혜에 감사하는 마음을 가지고 교만한 마음을 다스리며 17년을 근

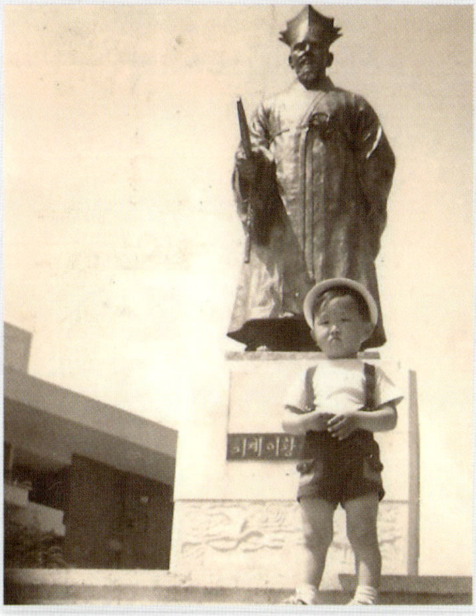

남산에 위치한 이황선생님 동상 앞에서

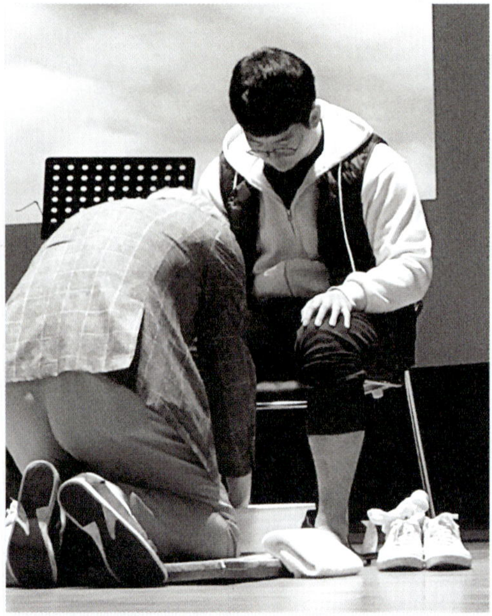

백석대학교 세족식에서 제자의 발을 씻기며

무했다. 지금은 하나님의 또 다른 부르심으로 기독교 대학에서 병원 경험을 토대로 학생들을 가르치며 봉사하고 있다. 많은 순간들이 여전히 감사한 날들이다.

부서진 뻥튀기

동묘역 근처에 위치한 구제시장을 이리저리 구경하며 걷고 있었다. 동묘 구제시장은 서울에서도 규모가 제법 큰 시장이다. 평일에도 사람이 많지만 주말이면 남녀노소 가릴 것 없이 시장 곳곳이 인파로 넘쳐난다. 옷이나 잡화도 많지만, 저렴한 먹거리가 다양하게 많다는 것도 사람들이 붐비는 이유일 것이다. 옛날 공원에서 팔던 냉차, 천 원짜리 토스트, 미숫가루, 파전 등 싸고 맛있는 음식들을 다양한 사람들과 섞여 먹다 보면 외국 여행이라도 온 듯 묘한 설렘과 즐거움을 느끼게 된다. 세월의 흔적이 묻어있는 오래된 창문이 있는 가게 앞을 지나다가 길가에서 커다란 통에 뻥튀기를 만들고 있는 할아버지를 보았다.

뻥튀기는 우리나라 사람이면 누구나 알고 있는 전통(?) 과자 중 하나이다. 쌀, 보리, 감자, 옥수수 등 튀길 수 있는 것은 무엇이든 상관없다. 압력이 걸려 있는 용기에 재료를 넣고 밀폐시켜 일정 시간 가열하다가 뻥튀기 장수가 "뻥이요~~."라고 외치면서 뚜껑을 연다. 뻥 하는 소

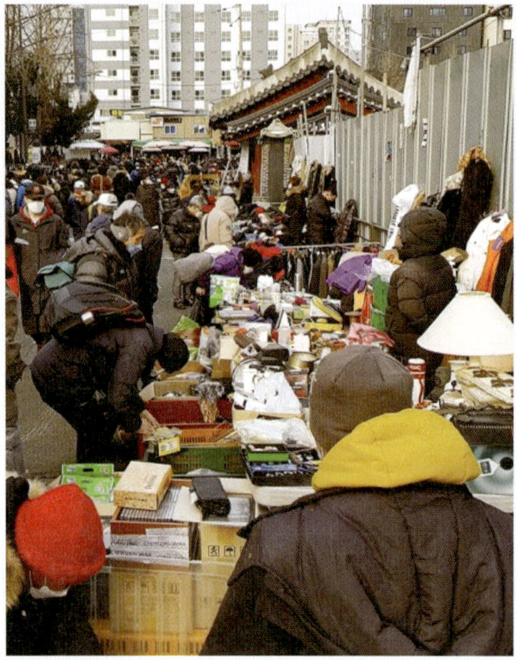

동묘역 구제시장

리와 함께 고소한 냄새가 사방으로 퍼진다. 그 안에 들어있던 재료는 무엇이든 간에 제 몸보다 크게 부풀려진 바삭한 과자로 다시 태어나 뻥튀기라는 이름을 갖게 되는 것이다.

무심코 그 모습을 바라보다가 33년 전 열심히 봉사활동을 했던 시절이 떠올랐다. 1988년 3월의 어느 날, 대학 2학년을 막 시작하고 있을 때였다. 당시, 우리나라는 6월 민주항쟁, 대선 혼란 등 사회정치적으로 몹시 혼란한 시기였다. 특히, 대학가는 정상적인 수업이 진행되지 않을 정도로 어수선했다.

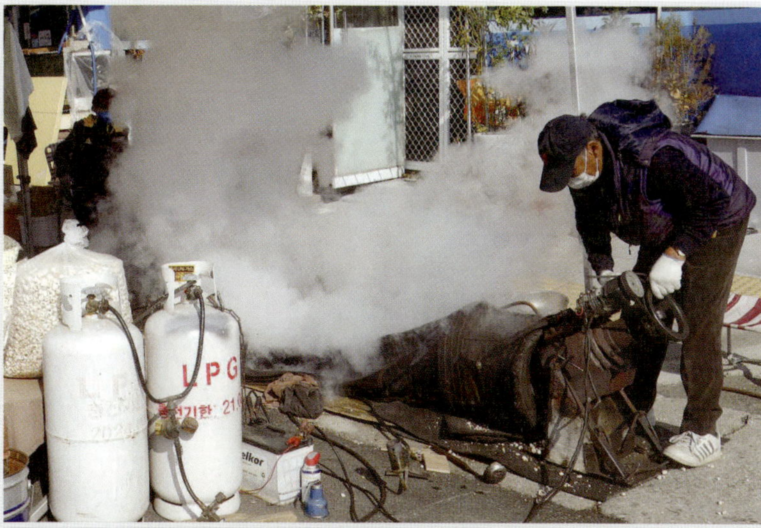

뻥 하는 큰 소리와 함께 뻥튀기가 만들어지는 모습

당시, 나는 학업보다는 마음 맞는 선후배들과 한 달 전에 결성한 "키비탄"이라는 장애인 봉사동아리 활동에 많은 시간을 할애했었다. 봉사 경험이 거의 없어 자신은 없었지만, 물리치료 전공과도 관련이 있어 보이고, 또 대학생이라면 한 번쯤은 해볼 만한 의미 있는 일로 여겨졌다. 그리고 예수님께서 당부하신 사랑을 실천한다는 생각에 스스로 대견함을 느끼기도 했었던 것 같다. 첫 봉사 장소는 충북 제천 외곽에 있는 장애어린이집이었다.

그곳은 부모가 없는 아이들도 있지만, 부모에게 버림받은 아이들도 있었는데, 외진 곳에 있는 관계로 사람들이 많이 찾지 않는 곳이었다. 약 100여 명의 아이들이 5개의 교실에 나누어 거주하고 있었다. 말이 교실이지, 단층 가건물에 놀이시설 하나 없는 곳이었다. 주로 지적장

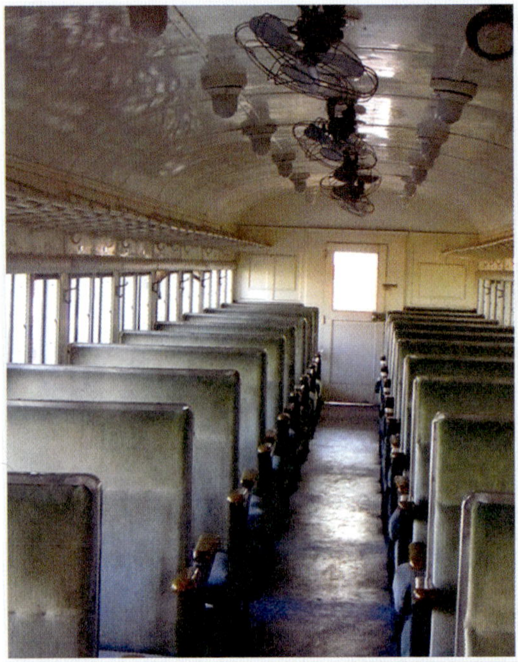

2000년 11월까지 존재했던 "3등 열차" 비둘기호

애아, 자폐아, 발달장애아들이 5명의 여교사와 생활하고 있었다. 넉넉하진 않아도 큰 어려움 없이 자라온 나로서는 남을 도울 수 있다는 것에 가슴 설레고 약간 뿌듯하기도 했다. 첫 방문이니 만큼 사전 준비도 철저히 했다. 아이들을 가르칠 교재, 간식, 그리고 약간의 동정심을 포함한 특별한 마음가짐 등등…. 토요일 이른 아침, 원주역에서 비둘기호(지금은 아련히 추억 속으로 사라진) 열차를 한참 타고 제천역에 내려 봉사 장소인 장애어린이집으로 향했다. 한 반에 20명 정도 되는 장애아동들을 돌보고 허드렛일을 도울 수 있도록 봉사 학생 3명이 한 조가 되어 각 반에 배정되었다.

그런데 첫 만남에 대한 흥분도 잠시…. 방에 들어서는 순간 나는 이내 멈칫했다. 대소변 지린 냄새, 지저분한 옷에서 나는 냄새, 침 냄새 등이 절묘하게 섞인 난생 처음 맡아보는 역한 냄새에 더 이상 발길을 옮길 수 없었던 것이다. 그때 문득 호기심에 가득 찬 눈을 크게 뜨고 우리를 바라보고 있는 한 아이가 눈에 들어왔다. 한 다섯 살쯤 되었을까? 지적장애를 가진 그 아이가 갑자기 뛰어와 내게 안겼다. 사람이 얼마나 그리웠으면 그럴까…. 당황스러우면서도 안쓰러웠고 또 미안했다. 강렬한 첫 만남이었다.

이후로 계속 내가 봉사하러 들어간 방은 산만해 보이는 지적장애 아이들이 대부분이었다. 그 중 내겐 유독 눈에 띄는 남자아이가 있었다. 6살 정도로 보이는 그 아이는 다른 아이들과 잘 어울리지 않았고, 말이 전혀 없으며 늘 방구석에서 벽을 보고 혼자 웅얼거렸다. 항상 빈 우유팩을 가지고 놀았는데, 신기할 정도로 손에서 떨어뜨리지 않고 빙글빙글

Tip 자폐증의 정의와 증상

정의	• 다른 사람과의 상호관계가 잘 형성되지 않고 정서적인 유대감도 일어나지 않는 아동기증후군으로 '자신의 세계에 갇혀 지내는 것 같은 상태'라고 하여 이름 붙여진 발달장애
증상	• 친구를 사귀려고 하지 않는다. • 신체접촉을 싫어한다. • 눈을 마주치지 않는다. • 어울리지 않는 말투를 사용한다. • 소리를 지르는 모습을 보인다. • 아예 말을 하지 않는다. • 자해행동을 한다. • 몸을 가만히 있지 못하고 흔든다. • 반복적인 행동을 한다.

돌리며 놀았다. 말도 걸어보고, 장난도 쳐보고 장난감이나 음식으로 친근감을 표현해 봐도 소용없었다. 누구에게도 가까이 가지 않고 등을 돌린 채 항상 혼자 있었다. 우유팩만을 가지고 노는 것이 이상해서 담당 선생님께 물어보니 선생님은 자폐증인 아이의 과거에 대해 찬찬히 얘기해주셨다. 그 아이에게는 넉넉히 잘사는 부모가 있다고 했다, 부모 모두 직업이 있어서 자폐인 아이를 두고 매일 아침 일찍 나가고 저녁 늦게야 귀가했다고 한다. 당시 4살 정도였던 아이는 아침부터 저녁까지 방문이 잠긴 방 안에서 빵과 우유를 먹으며 지냈다고 한다. 혼자 있는 시간이 계속되면서 다 마신 빈 우유팩을 가지고 혼자 놀기 시작했고, 자폐 증상은 더욱 심해졌다. 자폐 증상이 감당하기 어려울 정도로 심해지자 부모는 이곳에 아이를 위탁한 것이다. 부모는 한 달에 한 번 정도 필요한 물품을 사무실에 가져다 놓고 아이 얼굴도 보지 않고 돌아간다고 했다. 그럼, 자기 자식을 버린 것이 아닌가? 어떻게 그럴 수가 있지…?

사연을 들은 후 안쓰러운 마음에 아이에게 더욱 다가가 보았으나, 여전히 아이는 누구에게도 곁을 내주지 않고 혼자 지냈다.

봉사활동을 간 어느 주말, 늘 용돈이 부족했던 우리는 가지고 있던 돈을 조금씩 모아서 제천역 앞에 위치한 재래시장에서 뻥튀기를 샀다. 무료한 오후 시간에 아이들에게 나누어주려고 방 안에서 아이들과 동그랗게 둘러앉았다. 한 아이당 한 개씩 주었는데, 대부분 지적장애였던 아이들은 받자마자 허겁지겁 먹었다. 그런데 우유팩을 가지고 노는 아이는 뻥튀기를 먹지 않고 무릎 위에 올려놓고 보고만 있었다. 그 순간 이미 자기 몫을 먹어치운 옆에 있던 아이가 빼앗아 먹으려고 했고, 우유팩 아이는 뺏기지 않으려고 발버둥을 쳤다. 다툼이 일어날 것 같아 걱정스럽게 쳐다 보는 순간에 난생 처음 보는 장면이 펼쳐졌다. 갑자기 우유팩 아이가 자기 몫의 뻥튀기를 부수기 시작했다. 가루가 될 때까지 부순 후

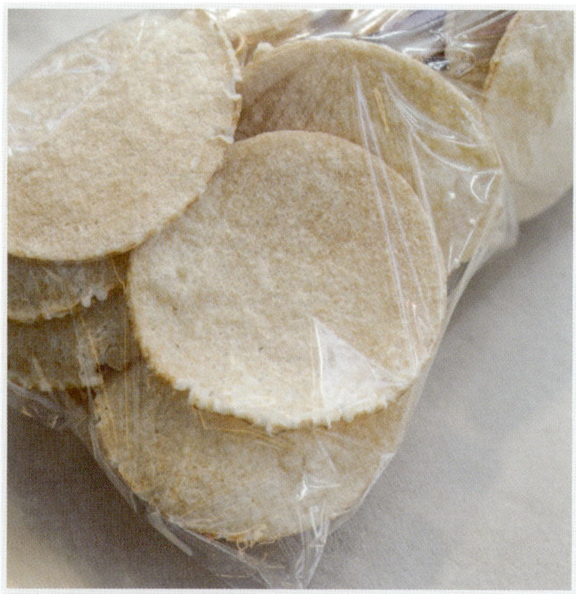

에 자기 앞으로 모아두는 것이었다. 빼앗으려던 아이도, 나도 누구에게 한 방 얻어맞은 것처럼 멍해져서 쳐다 보기만 했다. 빼앗으려던 아이는 이내 포기하고 다른 아이에게로 갔고, 우유팩 아이는 치열하게 쟁취한 뻥튀기를 먹지는 않고 모아둔 채 늘 하던 혼자만의 놀이를 했다. 뻥튀기만 보면 생각나는 서프라이즈한 사건이었다. 동묘시장에서 할아버지가 만들던 뻥튀기를 서서 보며, 한동안 그 순간을 떠올렸다.

2년 동안 꾸준히 그 곳으로 봉사활동을 갔다. 다른 아이들과는 친해졌지만, 우유팩 아이하고는 여전히 그대로였다. 4학년이 되면서 수업이 많을 뿐만 아니라 임상실습을 나가야 하고 국가시험도 준비해야 해서 봉사활동에 참여하기가 어려웠다. 그래서 1989년 12월 어느 주말, 그 곳에서의 마지막 봉사활동을 갔다. 2년이라는 시간이 눈 깜박할 사이에 지나간 것 같았다. 아이들과 친해진 후라 이젠 보기 힘들겠다는 생각에 아쉽기도 하고, 지나간 시간이 허탈하기도 했다. 겨울 햇살을 받으며, 방안 벽에 기대고 앉아서 아이들 노는 모습을 보고 있을 때였다.

한 아이가 등을 돌린 채, 내 무릎 위에 엉덩이를 들이밀고 앉았다. 내 존재를 모르는 척 무심히 지내던 그 우유팩 아이였다. 그 순간, 나도 모르게 눈시울이 뜨거워지는 것을 느낄 수 있었고, 손으로 아이의 머리를 쓰다듬고 있었다.

늘 뻥튀기만 보면 생각나는 그 때 그 시절, 그 순간. 그 아이. 그 아이는 지금 어떻게 지내고 있을까…. 동묘시장에서 할아버지가 만들던 뻥튀기를 바라보며, 한동안 잊고 지내던 옛 추억에 아련해졌다.

탄광촌 아이들

2020년이었다. 복잡한 사회생활로 쌓여 있던 스트레스도 해소하고, 더위도 피할 겸 가족과 함께 태백시에 있는 리조트로 여행을 갔다. 5년 전부터 파킨슨병을 앓고 계신 어머니도 오랜만에 함께 했다. 체크 인(check-in)하던 중 우연히 리조트 직원이 권해준 지역관광 책자를 건네받았다. 책장을 연신 넘기다가 철암역 근처에 있는 철암탄광역사촌을 소개하는 페이지에서 시선이 멈추었다. 오래 전에 철암역에 가본 적이 있었던 나는 그곳이 지금 어떤 모습으로 변했을지 궁금했다. 숙소에 짐을 풀고, 행선지를 궁금해하는 가족들을 데리고 바로 철암탄광역사촌으로 자동차를 몰았다.

철암탄광역사촌은 대한민국 석탄산업의 과거와 현재를 볼 수 있는 생활사박물관이다. 특히, 예전 석탄산업 호황기에 좁은 지역에 많은 사람이 살 수 있도록 철암천에 기둥(까치발)을 세워 지은 까치발 건물이 특징이다. 까치발 건물은 거주 공간이 부족했던 그 시절 사람들의 애환을 간직하고 있는 셈이다. 현재 문화재 등록이 추진 중이다. 대부분 낡

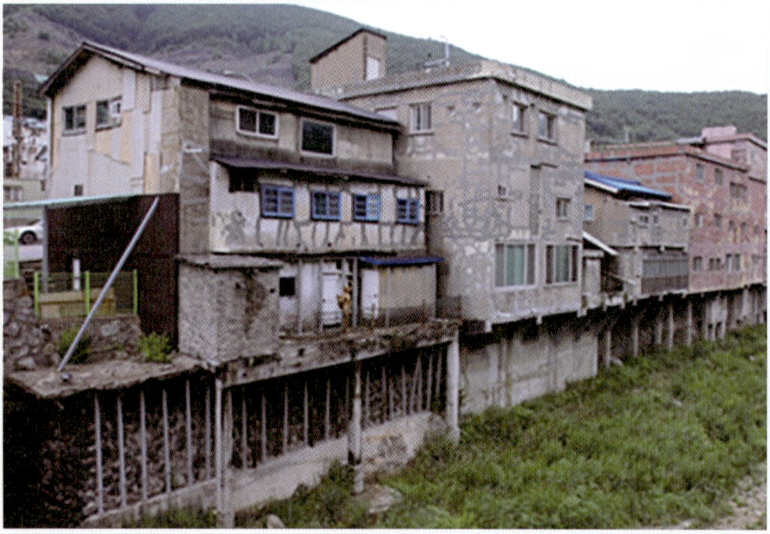

까치발 건물

고 오래된 2~3층 건물로 이루어진 역사촌 거리는 1960~1970년대 풍경 속에 멈춰 있다. 어릴 적 기억 속에는 익숙하지만 지금은 너무도 낯설어진 풍경들이 마치 영화 세트장에 들어선 느낌을 주었다. 석탄재에 검게 그을린 건물, 벽면에 그려진 석탄을 캐는 광부의 모습, 고단한 하루를 삼겹살과 소주로 달래던 광부의 모습…. 좁은 골목 한 켠에 전시된 주인 잃은 장화들(거기에는 또 얼마나 많은 사연이 담겨있겠는가), 그 시절 탄광촌 사람들의 녹록치 않은 삶을 그대로 보여주는 공간 옆 개울도 그 겨울에는 내 마음처럼 말라 있었다. 요즘 대부분의 사람들은 태백시하면 유명한 카지노와 리조트를 떠올린다. 그런데 정작 광산도시였던 태백의 역사를 간직하고 있는 철암탄광역사촌에 대해서는 잘 알지 못한다. 그래서 방문객이 적다.

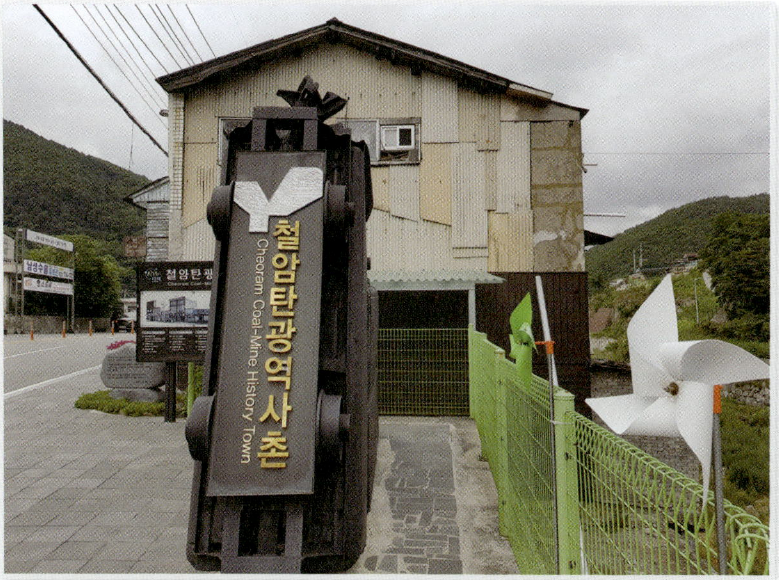

철암탄광역사촌 전경

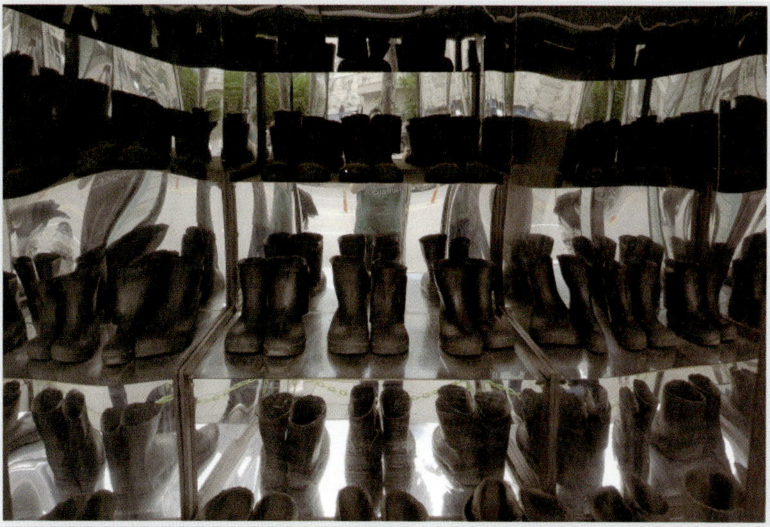

광부들이 직접 신었던 장화

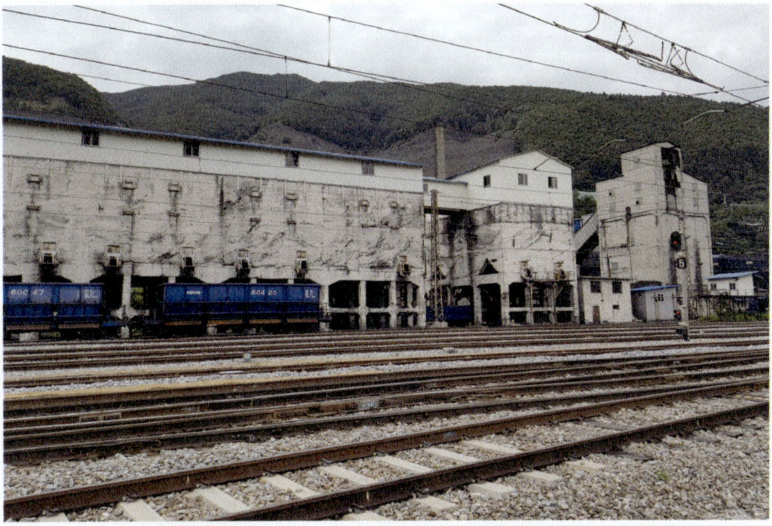

철암역 인근의 선탄시설

철암탄광역사촌 건너편에는 선탄시설(석탄과 다른 광석을 분류하는 곳)이 있다. 일제강점기 때 만들어져 현재까지 가동하고 있는 국내 최초 무연탄 선탄시설이다. 선탄시설 위로 보이는 시커먼 것들은 석탄이 아니라 석탄에서 골라놓은 쓸모없는 자갈이라고 한다. 예전 호황기에는 강아지도 입에 만원짜리 지폐를 물고 다녔다고 하는 철암이다. 하지만, 지금은 옛 모습을 간직한 작고 조용한 마을로만 보였다. 문득 30여년 전, 번잡하고 많은 사람으로 붐볐을 이 마을에서 있었던 작은 기억이 희미하게 떠올랐다.

1989년 12월 중순, 일주일 일정으로 태백시로 향했었다. 시내에 있는 황지교회 어린이집에서 미취학 아동들을 돌보는 봉사활동을 하기로 했기 때문이다. 그 당시 내가 참여했던 봉사동아리(키비탄, 연세대학교)는 학기 중에 평균 2주에 1회 그리고 여름방학과 겨울방학에는 일주일 정도씩 봉사활동을 했다. 나는 평소에 아이 돌보는 일을 쉽게 생각했었다. 그러나 하루가 다 가기도 전에 그 생각이 잘못됐음을 금방 깨달았다. 다소 거칠고 에너지가 엄청 많으며, 관심받기를 원하는 아이들이었다. 쉽지 않은 일주일이었다. 게다가 도시가 주는 느낌도 달랐다. 탄광촌에 구조조정이 진행되던 시기여서 그런지, 거리의 풍경은 을씨년스러웠고, 사람들도 무표정한 모습이었다. 봉사 기간 동안 우리에게 도움을 주던 교회 관계자가 그곳의 분위기에 적응하지 못하는 우리를 보고 한마디 덧붙였다. "다른 곳과는 달리 요즘 태백시에 많아진 것이 3가지가 있어요. 과부(남편을 잃고 혼자 사는 여자), 제비(바람둥이의 일종), 카바레(춤과 노래를 즐기는 주점, cabarett)입니다. 탄광 사고로 죽은 광부가 많기 때문에 과부가 많고, 과부들의 슬픔과 외로움을 달래기 위해

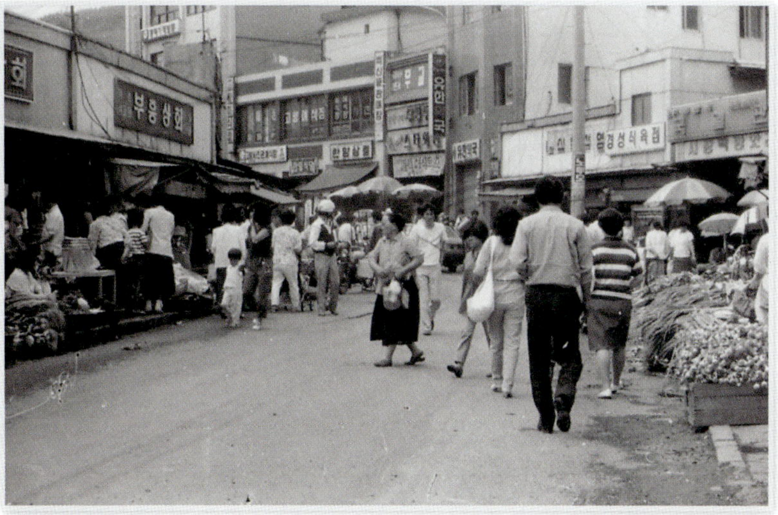

예전의 태백시 모습

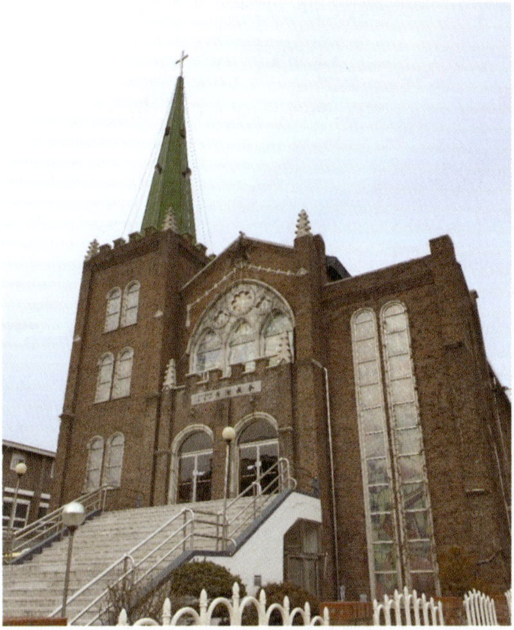

황지교회 전경

서 카바레가 많고, 외로운 과부를 꼬드겨서 제법 큰 사망보상금을 갈취하려는 제비가 많아요." 무언가 씁쓸한 기분으로 어색하게 웃기는 했지만, 아마도 구조조정으로 침울하게 가라앉은 도시 분위기를 빗대어 표현한 말인 것 같았다.

일주일간의 봉사활동을 마치고, 동아리 일행 15명은 기차를 타고 동해로 뒤풀이를 가기로 했다. 태백역에서 오래되고 느린 기차를 타고 가다가 환승을 위해 철암역에 내렸다. 그날은 12월 25일 크리스마스였다. 각자 흩어졌다가 동해행 열차가 출발하는 4시간 후에 역 앞에서 모이기로 하고, 동아리 총무인 여학생이 개인당 2천 원씩을 나누어주었다. 나

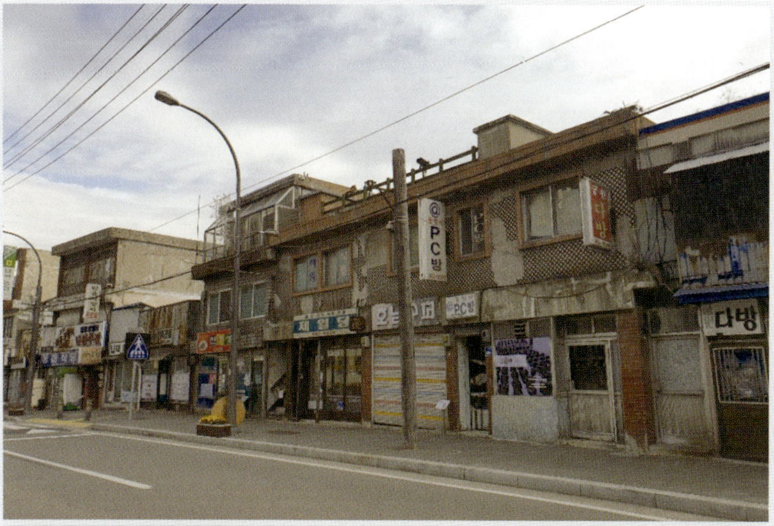

철암역 주변의 오래된 거리모습

는 평소 마음이 잘 맞던 창주형(학과 선배)과 목욕탕에 갔다. 그곳은 탕 안에 두 사람이 들어가면 더는 공간이 없을 정도로 작았다. 대충 씻고 목욕 비용으로 천 원을 내고 거리로 나왔다. 점심시간을 훌쩍 넘긴 때인지라 값싸고 맛있는 짜장면을 먹으려고 중국집을 찾아 여기저기 걸어 다녔지만, 꼬르륵 소리만 커져가고 중국집이 통 눈에 띄지 않았다.

그렇게 중국집을 찾아 마을을 돌아다니다가 허름한 집 문 앞에 앉아 있는 아이 두 명을 보게 되었다. 길가에서 벗어난 작은 언덕 위, 연탄을 쌓아 올린 담벼락 밑에 있던 작은 집이었다. 6~7살 정도의 남매로 보이는 아이들과 이런저런 얘기를 나누었다. 휴일임에도 광부인 아빠와 장사를 하는 엄마는 일을 나가셨단다. 남매는 온종일 집에서 TV를 보며 시간을 보내는 모양이었다. 얘기를 나누다가 날씨가 추워져 염치없

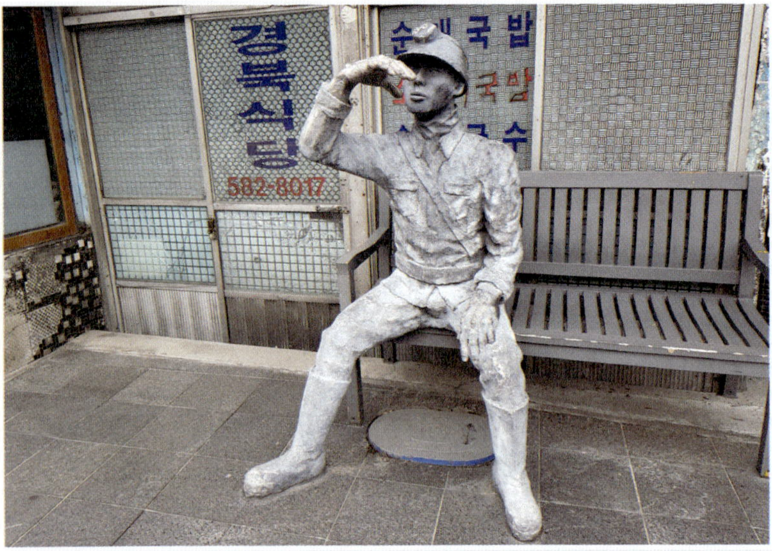

이 방안까지 들어갔다. 그런데 한 가지 이상한 점이 있었다. 남자아이가 방 안에 들어와서도 신발을 신고 있는 것이었다. 새 운동화였는데, 예전에 재래시장에서 자주 봤던 짝퉁 브랜드였다. 이유를 물어보니 어제 산타할아버지가 주고 간 선물이라고 자랑스럽게 말을 한다. 아~ 소중한 선물이었구나…. 행복한 순간을 오래오래 누리고 싶어서 아껴 신으려는 마음으로 한 행동이었구나…. 아마도 아이는 어려운 살림살이 때문에 선물을 자주 받아보지 못했던 것 같다. 그런 아이를 보며 가슴 한 구석이 시큰거릴 때, 창주형과 나는 순간 눈이 마주쳤다. 우리는 조용히 밖으로 나와 작은 구멍가게를 찾아갔다. 짜장면을 포기하고 가지고 있던 돈으로 모두 초코파이를 샀다. 우리가 할 수 있는 일은 그것 뿐이었다. 아이들에게 초코파이를 건네고 일행과 합류하기 위해 철암역을 향해 걸어갔다. 그리고 잿빛 마을의 시냇물엔 까만 물이 흐르고 있었다.

과거 우리나라의 경제에서 중요한 역할을 했던 탄광산업은 이젠 사양산업이 되었고, 많은 탄광촌이 사라졌다. 아직도 연탄을 필요로 하는 사람들이 많지만, 조만간 연탄은 아마도 우리 곁에서 사라질지도 모르겠다. 석탄을 캐던 광부들은 진폐증으로 삶을 일찍 마감했고, 연탄과 함께 주방에서 생활하던 65세 이상의 나이든 부모 세대들은 일산화탄소 흡입으로 인한 각종 질병으로 지금껏 고생하고 있는 것이 현실이다.

원목과 팀 접근법

1994년 8월 3일 오전 8시. 일주일 전에 강남 세브란스병원으로 첫 출근을 했다. 그리고 지금 매주 화요일 아침에 진행되는 case conference(환자사례 회의)가 막 시작되려고 하고 있었다. 대학병원 재활의학과에서 일하다 보니 근무시간 전·후에 다양한 회의가 많았다. 병원 주관 직원교육, 각종 강의, 재활의학과 주관 case conference, staff lecture(특강), 물리치료실 주관 환자 개별사례 발표, 주제 강의 등 많은 회의에 참석해야 했다. 새내기 물리치료사였던 나는 일하랴, 회의에 참석하랴 정신이 없었다. 선임 선생님은 몇 차례 강조했다. 그 중에서 화요일 이른 아침에 하는 case conference가 가장 중요하다고…. 이 회의는 주치의가 선정한 환자를 대상으로 관련된 부서 의료진이 모두 모여서 각자 맡은 평가 결과와 의견을 발표하고, 논의하여 환자의 빠른 회복과 일상 복귀를 돕기 위한 것이다. 재활의학에서 환자를 치료할 때 중요하게 여기는 이러한 방식을 '팀 접근법(team approach)'이라고 한다.

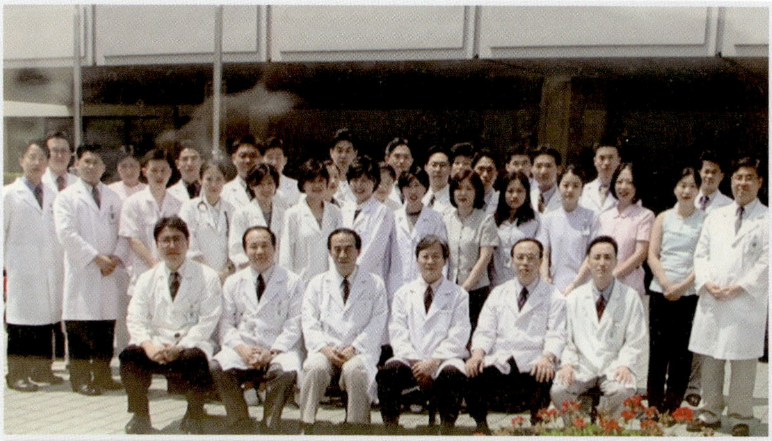

1998년 병원 본관 앞에서

잠깐 '팀 접근법'에 대해 설명하고 넘어가려고 한다. 재활치료는 병으로 손상된 기능을 최대한 회복하고 그 기능을 유지하여 환자들이 일상생활로 가능한 한 빨리 복귀할 수 있도록 돕는 것을 목표로 하고 있다. 의학 분야는 3가지로 나눌 수 있는데 예방의학, 치료의학, 재활의학이다. 예방의학은 병의 예방에 중점을 둔 분야이며, 치료의학은 질병 치료를 목적으로 하는 분야이다. 그리고 재활의학은 환자를 신체적 · 정신적으로 회복시켜 정상적인 일상으로 복귀시키기 위한 분야이다. 재활의학의 아버지이자 개척자로 불리는 사람은 하워드(Howard, 1901~1989) 박사이다. 그는 우리나라 재활의학의 초석을 다진 사람으로, 재활의학을 치료의학, 예방의학에 이은 '제3의 의학'이라고 이야기했다. 재활의학은 의사 혼자만의 치료가 아닌 '팀 접근법'으로 이루어지며, 환자 한 명의 재활치료를 위해서 의사, 물리치료사, 작업치료사, 언어치료사, 심리치료사, 간호사, 영양사, 사회사업가, 원목까지 포함된다.

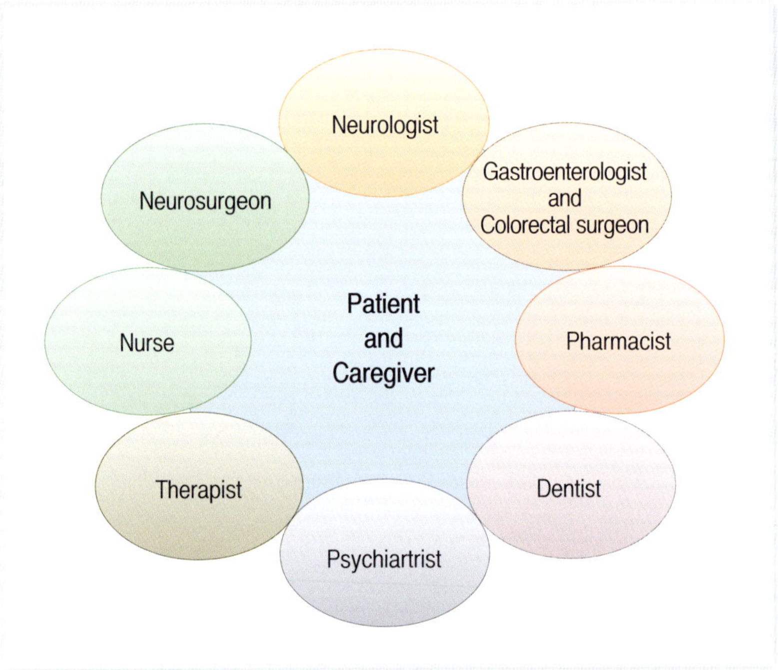

재활치료를 위한 팀 접근법

나는 회의실 문을 열고 들어가서 가장 눈에 안 띄는 뒤쪽 의자에 조용히 앉았다. 각 부서의 의료진 15명 정도가 모여서 각자 발표 준비에 여념이 없었다. 그런데 회의시간이 넘었는데도 담당의사는 시계만 볼 뿐 회의를 시작하지 않고 있었다. 5분 정도 지났을 때, 단추가 풀어진 채 하얀 가운을 입은 50대 중반의 남자가 급하게 들어왔다. 그가 원목(병원 내 근무하는 목사)이라는 것은 발표하는 내용을 듣고서 알았다. 왜 원목이 회의에 들어오지? 환자의 치료나 회복에 어떤 관련이 있지? 회의가 진행되면서, case conference가 영어로 진행된다는 부담감과 함께 원목의 역할에 대한 의문점이 생겼다.

세브란스병원은 다른 일반병원과 다른 점이 몇 가지 있다. 바로 예배실과 기도실, 원목이 있다는 점이다. 1884년 미국 북장로교 선교사로 한국에 온 최초의 의료선교사 알렌(Allen)의 요청으로 세워진 한국 최초의 서양식 병원인 제중원(구: 광혜원)은 세브란스병원의 전신이다. 기부자의 이름을 딴 '세브란스병원'은 한 의료선교사의 비전과 헌신적인 기독교 사업가의 헌금으로 세워질 수 있었다. 또한 세브란스의 아들인 존 세브란스가 만든 기금에서 지금까지 지속적으로 후원금이 입금되고 있다. 선교사인 알렌과 에비슨(Avison)은 우리나라 현대 의학과 병원 설립의 기틀을 마련했을 뿐만 아니라, 병원을 건립한 것을 넘어서 기독교에 대한 편견을 없애고 전도의 문을 넓히는 선교적 결실을 맺었고 지금까지도 그 정신은 이어지고 있다. 그래서 이를 실천하고자 세브란스병원에는 예배실과 기도실 그리고 원목이 있다.

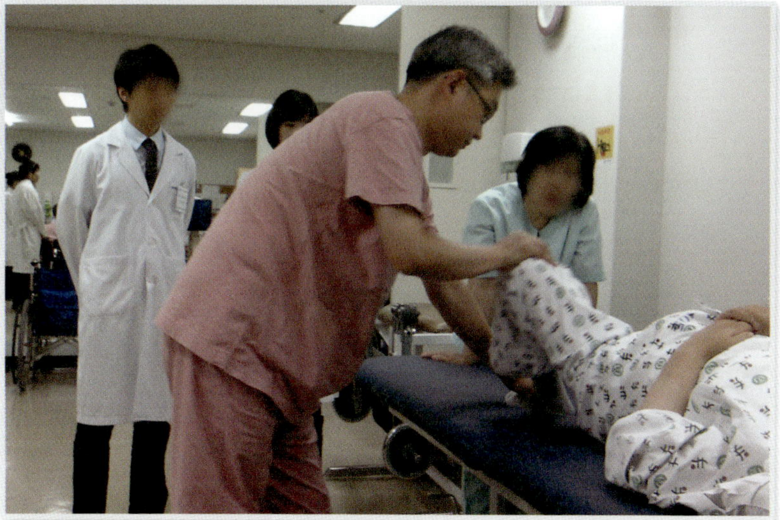

운동치료 중인 모습

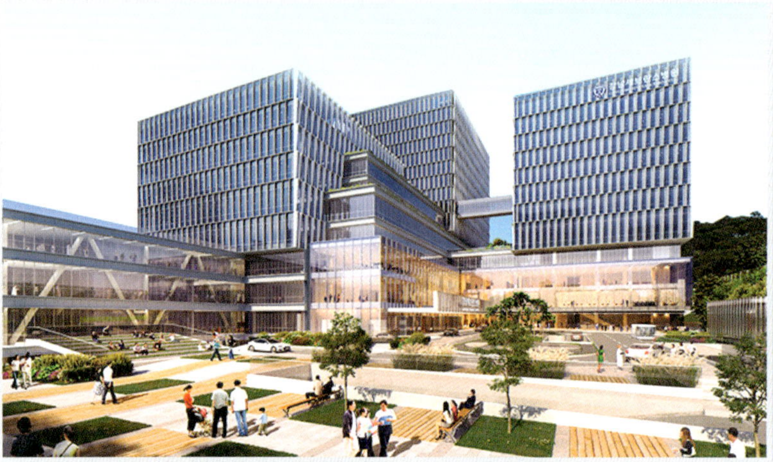

새로 건립될 예정인 강남세브란스병원 조감도

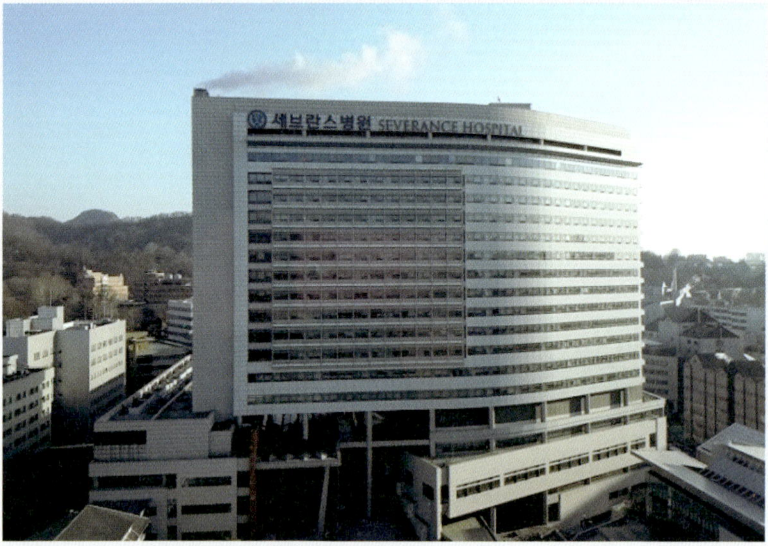

신촌세브란스병원 전경

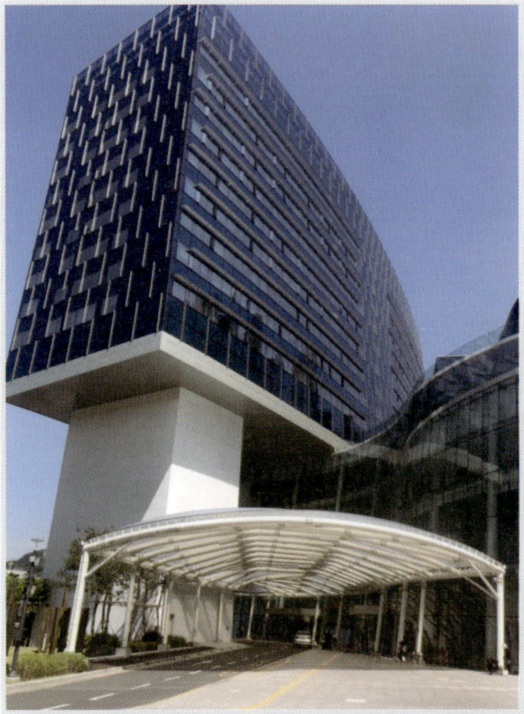

용인세브란스병원 전경

하얀 가운을 입은 목사와 병원목회를 하는 원목은 얼핏 보면 의사와 같다. 다만 그의 손에 들려 있는 성경책이 그가 목사라는 것을 말해줄 뿐. 정확하지는 않지만 1,000병상의 병원에 5~7명 정도의 원목이 은혜로운 마음으로 많은 환자와 보호자들을 위해 기도하고 있다. 각종 암과 백혈병 등 중증 환자가 많은 곳이 대학병원이기 때문이기도 하고 장기 입원이나 중환자실 또는 임종을 맞는 환자들처럼 큰 위로가 필요한 사람들이 대학병원에 많기 때문이기도 하다. 대체로 인간은 죽음 앞에서

낮아진다. 병원에서 원목은 환자들이 병을 통해 회개하고, 자신의 삶을 뒤돌아보며 믿음을 되찾을 수 있도록 돕는다. 환자와 가족이 고통을 호소하기보다는 말씀에 기뻐하고, 예수님이 함께 하심을 믿으며 죽음을 맞이할 수 있도록 이끌어 준다.

또한 원목은 질병으로 인해 고통받는 환자와 보호자를 방문하여, 그들의 가슴에 손을 얹고 마음에 귀 기울인다. 사람들은 각자 자신의 방식으로 종교를 선택하고 믿음을 이어간다. 원목은 종교를 초월하며 병원에서 치료받고 있는 모든 환자들을 심리적 · 영적으로 돌봄으로써 전인적(全人的)인 치유와 치료가 될 수 있도록 도와준다. 그리고 함께 기도하며 영적인 도움을 줌으로써 예수님의 사랑을 전하고 심신이 굳건해지고 삶의 의미를 새롭게 발견해 나갈 수 있도록 이끌어 준다.

세브란스에 근무했던 교직원 중 한 분이 했던 말을 일부 인용하면, "한 나라의 대통령이 방문할 때도 최선을 다하는데, 만약 우리에게 가장 귀중한 분이신 예수님께서 오늘 병원 외래에 오신다면 우리는 어떻게 대면해야 할까요? 의료진은 첫 진료부터 마지막 과정까지 최선을 다해서 예수님을 모실 것입니다. 말 한마디 한마디에 사랑과 배려를 담을 것입니다. 많은 수고와 정성을 필요로 하겠지만, 그 모든 과정을 힘들다고 생각하기보다는 감사와 은혜라 생각할 것입니다. 마찬가지로 우리 의료진은 세브란스를 찾아온 많은 환자를 예수님을 대하듯이 진료하고 치료해야 합니다."

case conference에 참석한 하얀 가운을 입은 원목은 마음을 치유하는 하나님의 종이며, 재활치료에서 중요한 'team approach'를 구성하는 핵심 의료진이다.

삼풍백화점 붕괴와 재활

1995년 6월 29일 삼풍백화점이 붕괴되었다. 내가 병원에서 일하게 된 지 2년째 되던 시점이었다. 직원 대부분이 퇴근

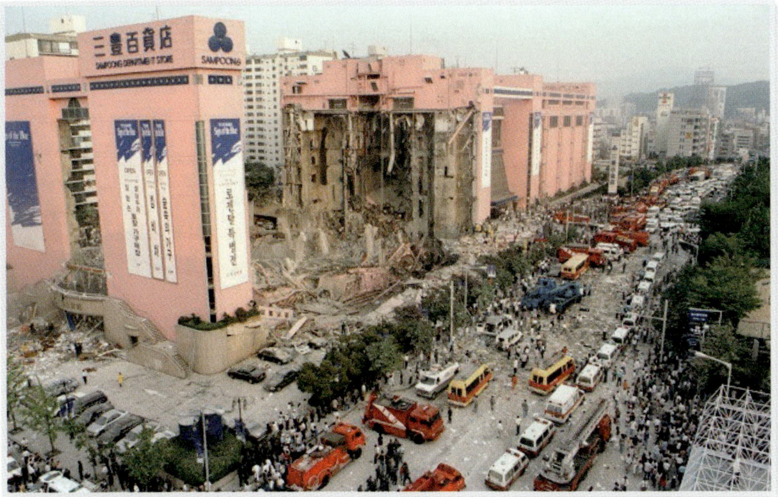

1995년 삼풍백화점 붕괴 모습

하여 물리치료실이 텅빈 5시 52분경에 삼풍백화점이 붕괴되었다는 소식을 들었다. 이때 나는 조금 늦게 출근해서 오후 8시까지 근무하는 '시차제 근무'를 하고 있었다.

지상 5층, 지하 4층, 옥상이 있는 2개 건물로 이루어진 삼풍백화점은 1989년 말에 완공되었다. 사고의 원인은 부실설계, 부실공사, 유지관리 부실 때문이었다. 사고 며칠 전부터 벽면에 균열이 있는 등 붕괴의 조짐이 있었다고 한다. 사고 당시 백화점 안에는 일반인 1,000여 명과 직원 500여 명이 있었다. 오후 5시 52분경 5층부터 무너지기 시작하여, 20초 만에 건물 2개 중에 북쪽 건물이 완전히 붕괴되었다. 이 사고는 사망 502명, 실종 6명, 부상 937명이라는 6 · 25전쟁 이후 가장 큰 인명피

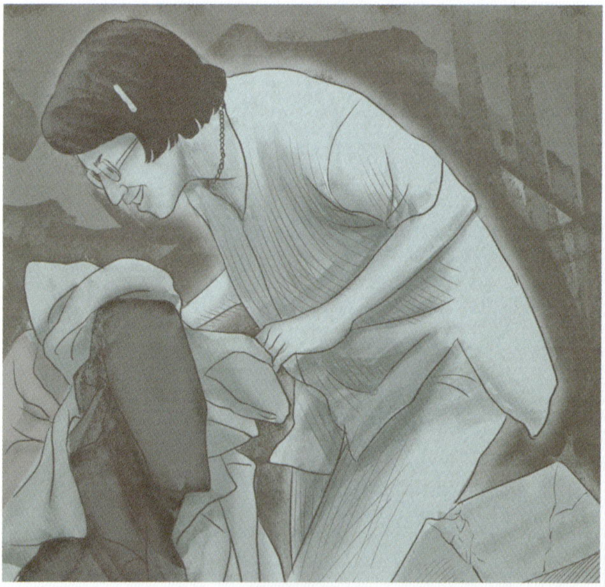

악마의 미소: 삼풍백화점 붕괴현장에서 자원봉사자를 빙자한 한 여인이 주위에 떨어진 명품 옷을 도둑질하고 있는 모습

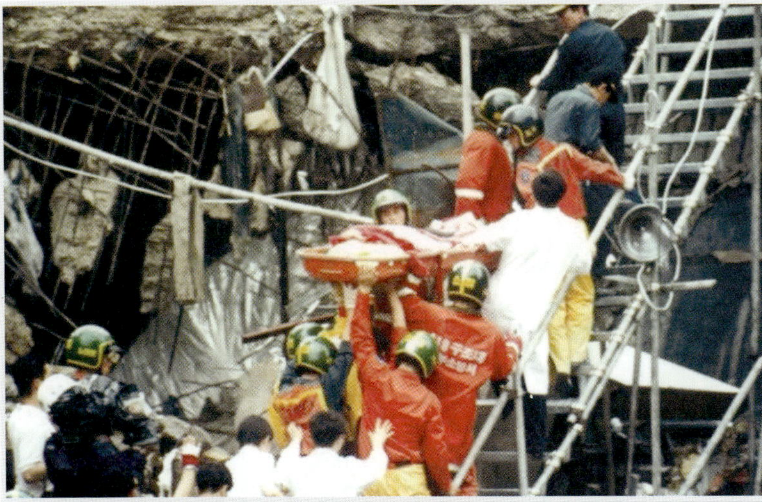

붕괴현장에서 생존자를 구조하는 모습

해를 기록했다.

삼풍백화점 붕괴 당시 열흘 이상 콘크리트 더미에 묻혀 있다가 기적적으로 구조되었던 최○○, 박○○, 유○○ 씨 모두 백화점에서 아르바이트 직원으로 일하다 사고를 당한 사람들이었다. 사고 후 이들 모두는 “아픈 기억을 되살리고 싶지 않다.”며 말을 아꼈고, 붕괴사고였기 때문에 부상자 중에는 높은 곳에서의 추락이나 압사로 인한 골절이나 척추마비 등의 중상자가 많았다. 이들이 회복하고 일상으로 복귀하는데는 많은 시간이 걸렸고, 대부분 상당 기간의 재활치료를 받아야 했다. 그리고 끔찍했던 사고로 인해 심리적 트라우마가 심하여 심리치료의 병행 또한 필요했다.

강남성모병원과 강남세브란스병원(구: 영동세브란스병원)이 붕괴장소로부터 가까웠던 대형병원이었기에 18시 30분부터 많은 사망자와 부상자들이 구급차를 타고 응급실로 실려 왔다. 수용할 수 있는 베드(bed) 수가 사상자에 비해 턱없이 부족했다. 병원 후문 쪽 공간에 임시로 천막과 간이 베드를 설치해서 응급 치료실을 만들었다. 시체를 안치할 공간도 부족해서 임시로 운동치료실에 15구 정도의 시신을 옮겼고, 이동카트 위에 눕혀 시트를 덮어 두었다. 또한 가족, 기자, 경찰 등 많은 사람들이 모여 어수선한 상황이어서 한동안 운동치료실 문 앞의 접근을 통제하였다. 몇 시간이 지나고 난 뒤에 상황이 안정되고 나서 다른

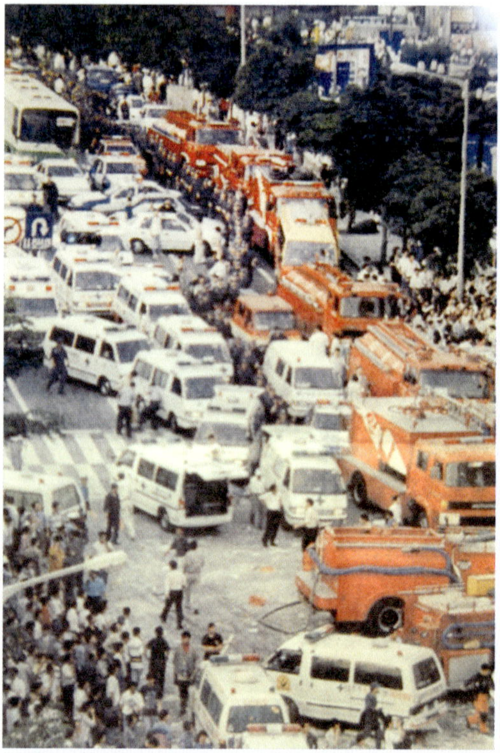

응급구조체계의 부재를 보여주는 붕괴현장

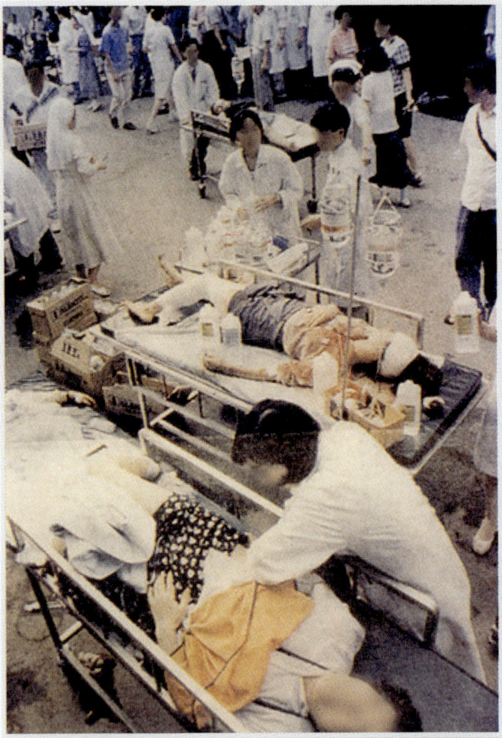

사고 당시 부상자들로 가득 찬 야외 응급실

직원들과 안치실로 시신을 옮기려고 첫 번째 카트를 미는 순간, 팔 한쪽이 카트와 시트 사이로 삐져 나와 있는 모습을 보았다. 안쪽으로 넣어주려고 팔을 잡는 순간, 팔이 바닥으로 툭 떨어졌다. 원래 몸통에서 절단된 상태였던 것 같다. 얼마나 놀랐는지…, 나도 모르게 속에서 얕은 비명을 질렀고 식은땀이 흘렀다. 새벽까지 일을 돕고, 병원을 나서는데 허탈한 생각이 들었다. 전쟁도 아닌데, 욕심과 부주의로 많은 사람들에게 평생 잊지 못할 상처와 장애를 준 사람들은 어떤 책임을 져야 할까? 한

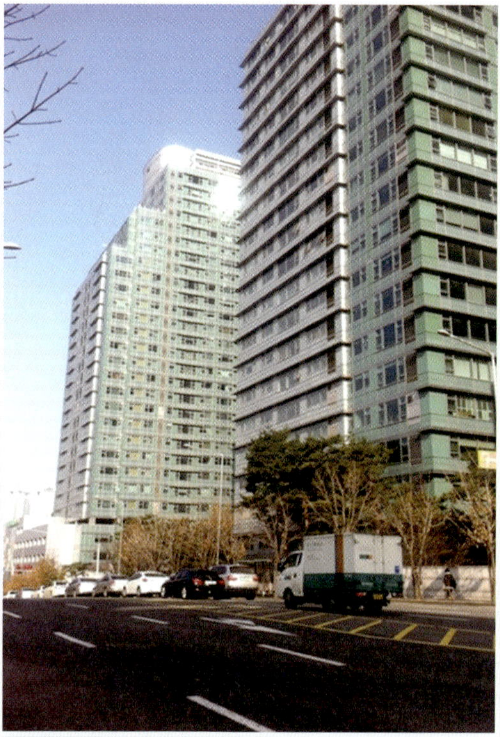

삼풍백화점 위치의 현재 모습

참 뒤에 이루어진 재판에서 삼풍백화점 회장과 뇌물을 받고 설계 변경을 승인해준 구청장은 고작 징역 7년 6개월과 징역 10개월을 확정받았다. 상식 밖의 일이 벌어졌고, 상식 밖의 결과로 사건은 그렇게 마무리되었다.

그러나 가슴을 쓸어내릴 정도로 놀랄 일이 한 번 더 있었다. 현장 정리가 끝나고 몇 달이 지난 후에 붕괴 현장은 콘크리트로 메꾸어졌고, 그 위에 피해자의 넋을 기리기 위한 야외 분향소가 오랫동안 있었다. 어느 날 밤에 근무를 끝내고, 그 주변에 거주하는 지인에게 가려고 분향소 옆을 지날 때였다. 주변에 가로등도 없어서 어두운 가운데 분향소 앞 보도블럭 쪽에서 낙엽이 바람에 쓸리는 듯한 소리가 났다. 가까이 가서 보니, 놀랍게도 30마리 정도의 들쥐들이 떼를 지어 지나가는 것이었다. 아마도 꽤 오랫동안 사고현장 주변에 많은 쥐들이 있었던 것 같다. 대형 사고의 흔적은 오랜 시간 동안 어떤 형태로든 지속된다. 대부분의 사람들은 사고로 다친 사람들이 어떤 마음으로, 어떻게 살아가고 있는지 잘 알지 못한다.

사람들의 기억 속에서 삼풍백화점은 금방 잊혀졌다. 그리고 지금까지도 크고 작은 유사한 사고들이 계속 반복되고 있다. 그러나 그 날 1,000여 명의 부상자들은 수많은 의료기관에서 오랫동안 치료를 받았고, 지금도 치료를 받고 있을지도 모른다. 다양한 장애를 몸과 마음에 갖고, 일상에 복귀하지 못한 사람들도 많았을 것이다. 아쉬운 일이지

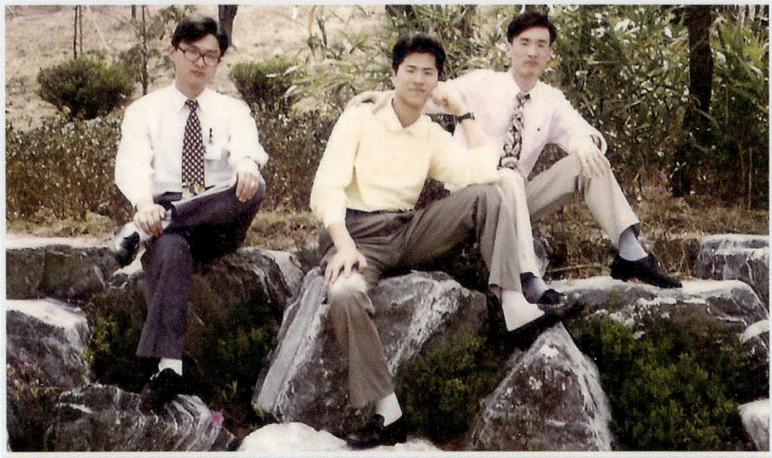

1995년 병원 뒤 공원에서

만, 당시에는 이런 부상자들을 위한 전문적인 치료와 빠른 시간 안에 사회에 복귀할 수 있도록 포괄적인 재활을 지원하는 의료기관도 적었다.

대부분의 부상자들이 오랜 시간 겪어야 했던 극심한 통증과 불편함, 많은 인내 속에 땀을 흘려야 했던 재활치료와 운동, 그 외 일상으로 복귀하기 위한 다양한 훈련, 가족과 친구들의 노력 등은 감히 상상할 수도 없다. 평생 잊을 수 없는 그 날의 기억과 상처들은 지금도 우리의 몸과 마음에 지워지지 않는 문신처럼 남아 있다.

My first son

2015년 여름, 아들의 학업 문제로 아내와 대화를 하던 중이었다. 마침 학교 수업을 마치고 들어오는 아들을 보고 평상시처럼 "창용아! 이제 오니?"라고 불렀다. 순간 아내와 아들이 동시에 이상한 표정으로 나를 쳐다봤다. 순간 나도 당황스러워 잠시 자리에 서 있었다. 아들의 이름은 '창용'이 아니고 '형준'이었기 때문이다. 생각 없이 저절로 입 밖으로 나온 말에 나 자신도 깜짝 놀랐다. 창용이는 2010년 2월에 근무하던 병원을 떠나기 전까지 10년 이상을 치료했던 아이였다. 마지막 만났을 때 창용이는 19살에 키는 180cm, 몸무게는 90kg의 체격 좋은 아이였다. 지금은 어떤 생활을 하고 있을까? 그립고도 아련한 기억이 떠올랐다.

1996년 5월의 어느 날 오후, 양쪽 다리가 불편해 보이고 또래에 비해 체격이 좋은 6살 창용이가 엄마의 손을 잡고 운동치료실로 들어왔다. 외래진료 후 관절운동범위와 근력을 평가하기 위해서 온 것이다. 하루에 12~14명 정도의 환자를 개별적으로 치료하는 요즘과는 달리, 당

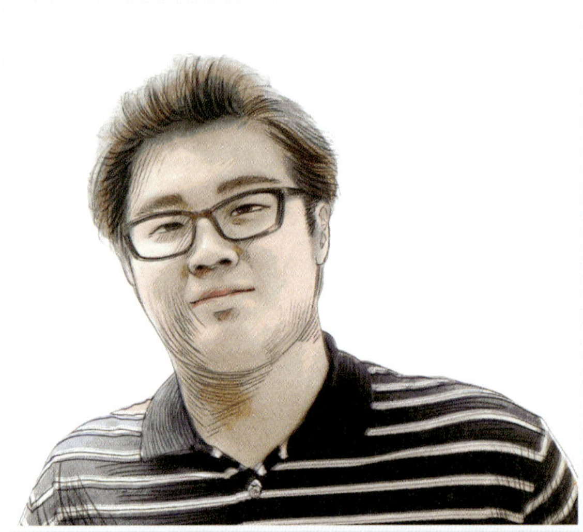

2008년 창용이

시에는 지금보다 2배에 가까운 환자들을 치료해야만 했었다. 따라서 화장실도 가기 힘들 정도로 바빴고, 새로운 환자를 치료할 시간적 여유도 없었다. 창용이는 뇌성마비 중 경직성 뇌성마비(spastic cerebral palsy)로 주로 하반신에 근육 약화와 경직으로 불편한 가위보행 패턴을 보였다.

뇌성마비란 출생 전, 출생 중 혹은 출생 후 일정 기간 내에 아직 미성숙한 뇌가 여러 가지 원인으로 인하여 손상을 받음으로써 증세가 발생되는 질환군이다. 흔히 나타나는 증상으로는 성장 발육의 지연, 보행 및 운동장애, 근육경직, 팔다리의 관절구축, 경련, 지능장애 등이 있으며, 이외에 언어, 청각, 시각 등의 장애, 주의력 부족, 음식물 섭취 및 삼키는 작용 등에 장애가 생길 수 있다.

마비가 있는 부위에 따른 분류에는 편측마비, 양측마비, 사지마비,

뇌성마비의 유형

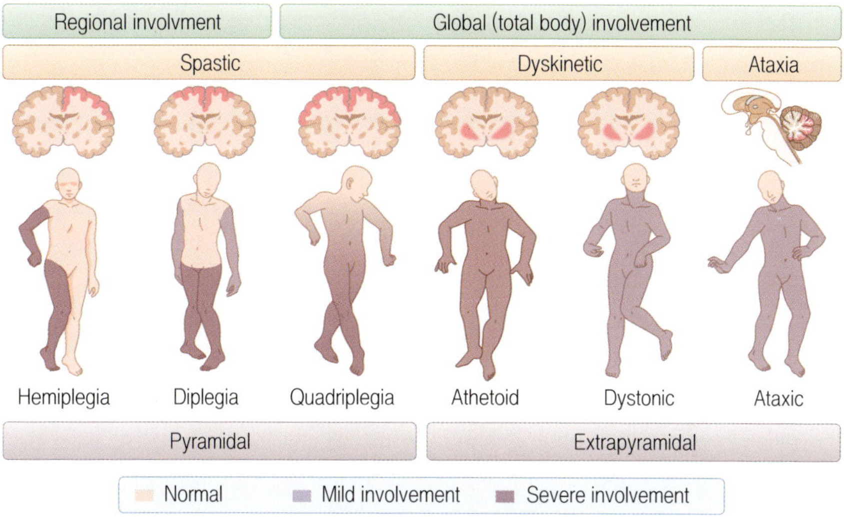

뇌성마비의 종류와 뇌손상 부위

Tip 뇌성마비의 분류

편측 마비형	• 몸의 한 편(한쪽 팔과 다리)에만 영향을 끼침 • 대부분 독립적인 생활을 할 수 있고 보행이 가능함
양측 마비형	• 양지 마비형: 몸의 양편에 발생하나, 특히 다리 쪽에 증상이 심한 경우, 사시가 많이 나타남 • 사지 마비형: 양쪽 팔, 다리가 거의 비슷한 정도로 침범된 경우, 가장 심한 형태로 보행 기능성이 떨어짐

하반신마비, 삼지마비, 단지마비 등이 있다. 특히, 양측마비형은 가장 흔한 형태로 팔에 비해 양측 다리의 근육약화와 경직 등의 운동기능 장애가 뚜렷하고, 좌우가 비대칭인 양상을 보인다. 경직과 근육약화 외에 균형 및 협응능력도 떨어진다.

경직이 심한 성장기 아동의 경우, 근육의 길이가 뼈의 성장속도를 따라가지 못하게 되어 관절구축과 변형을 초래할 수 있다. 근골격계 문제와 경직, 근육 약화로 첨족보행(tiptoe gait), 가위보행(scissors gait), 웅크림보행(crouch gait) 같은 병적 보행 양상을 보인다. 한편, 양측마비형 뇌성마비 아동의 약 30%에서 지적장애가 동반된다. 하지만 스스로 보행이 가능하고 일반학교에서 교육을 잘 받는다면, 성인이 되어서 독립적이고 기능적인 삶을 영위할 수 있다.

창용이는 6살 때부터 고2 때까지 한주에 2~3회 정도 물리치료실을 방문하여 운동치료를 받았다. 주로, 굳어 있는 다리 근육을 늘리고, 약한 근육을 강화시키는데 중점을 두었다. 학교 담임선생님의 양해를 얻어서 다른 학생들보다 일찍 나오긴 했지만, 이동시간과 대기시간이 길다 보니 대부분 마지막 순서에 치료하곤 했었다. 어릴 때부터 조금씩 커가는 모습을 지켜보다 보니 아들 같다는 생각이 들었다. 그리고 어느새 창용이의 교우관계나 학교생활 등에 대해 열성적인 부모인양 카운슬링을 하고 있었다. 한번은 창용이가 기분이 좋지 않은 듯 힘없이 고개를 푹 숙이고 치료실에 들어왔다. 치료 중에 자초지종(自初至終)을 들어보니, 반 친구 2~3명이 자신의 불편한 다리를 놀리고, 종종 교실 밖으로 불러내어 괴롭힌다는 것이다. 얘기를 들은 나는 마치 진짜 부모인양, 화가 치밀어 올랐다. 창용이가 상대하기에는 상대편의 수가 많고 다리의 약점도 있어서, 반에서 가장 정의감 있고 힘 좋은 친구에게 도움을 요청하도록 했다. 한 주가 지난 후에 찾아온 창용이는 이젠 괴롭히는 친구들이 없다며 좋아했다. 도움을 청한 친구가 전교에서 공부도 잘하고 학생들 사이에 평판도 좋아서 괴롭히던 친구들이 바로 꼬리를 내렸다고 한다. 그때 알았다. 중 · 고등학교에서 괴롭힘의 대상이 되는 건 장애 학생도 예외가 아니라는 것을…. 그 후로도 다이어트, 성교육, 이성 교제

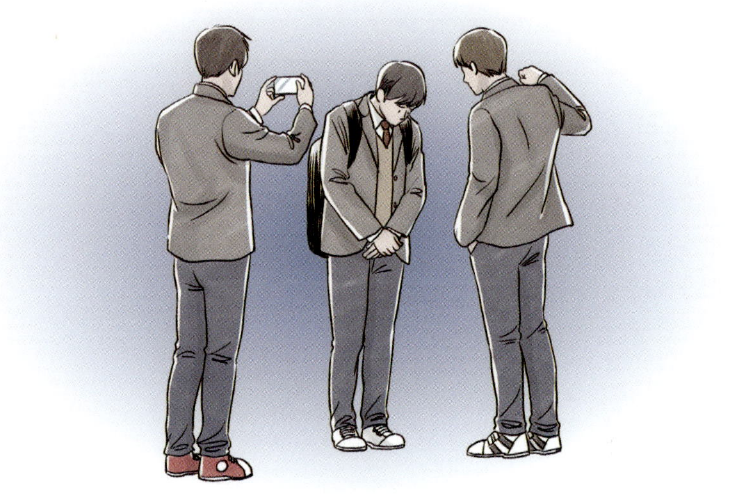

학교에서의 집단괴롭힘

등 다양한 분야에서 카운슬링은 계속되었다. 내가 상담 전문가는 아니었지만, 고민 많던 창용이에게 격려와 위로가 되지 않았을까? 신체적인 장애로 항상 주눅 든 모습을 보이는 창용이에게 작은 도움이라도 됐으면 하는 바램이었다.

병원 생활을 정리하고 대학에서 학생들을 가르치는 일을 막 시작한 2010년 3월 중순 경, 창용이가 대학 진학에 실패하고 재수를 하려 한다는 소식을 들었다. 보고 싶기도 하고, 용기도 줄 겸 연락해서 만났다. 공부에 대한 조언을 곁들여서 이런저런 얘기를 나누고, 좋아하는 초밥도 실컷 먹게 해주었다. 기분 좋게 헤어진 다음 날, 창용이에게서 문자가 왔다. 학교생활 내내 성적이 저조했었고, 그래서 대학교 진학을 포기했다고…. 그런 말을 차마 하지 못한 건 아마도 나를 실망시키고 싶지 않아서였거나 그 순간만큼은 자신을 자랑스럽게 보여주고 싶어서였을 것이다. 그때의 만남이 마지막이었고, 이후로 창용이 부모님의 사업이 실패하고 이사를 한 후로 더 이상 연락이 되질 않았다. 한참 뒤에 들은 창용이 소식은 마음이 아파서 쓰고 싶지 않다. 사랑스럽고 안쓰러웠던 my first son 창용이!

유방암환자의 무통치료

병원이나 관심있는 치료방법을 찾다 보면, 인터넷이나 언론매체 등에서 "무통(無痛)치료"를 홍보하는 글을 흔히 볼 수 있다. "무통"의 뜻은 아프지 않거나 아픔이 없음을 의미한다. 결국 "무통치료"란 아픔 없이 치료할 수 있다는 것이다. 그렇다면 아픔 없이 치료하는 것이 왜 중요할까? 그 이유는 통증으로 인한 부작용이 심각하기 때문이다. 통증은 혈액순환을 방해하고 근육을 경직시킨다. 그리고 통증때문에 치유와 회복이 지연된다. 또한 통증을 견디지 못하고 약물이나 진통제에 의존하게 되면, 만성화되면서 다른 부작용이 생길 수도 있다. 따라서 병을 낫게 하려면, 우선 통증을 줄여야 한다. 물리치료사와 의사는 항상 공통된 주제로 고민한다. 어떻게 하면 통증을 줄일 수 있을까? 대학병원 물리치료실에서 근무하면서 유방암환자들에게 물리치료의 중요성을 알리고, 회복에 큰 도움을 준 적이 있었다. 유방절제술 때문에 어깨를 움직이기 어려웠던 유방암환자를 치료하여 움직임과 기능을 좋아지게 만들었다. 또한 이전과 크게 비교될 정도로 통증까지 줄일 수 있었다.

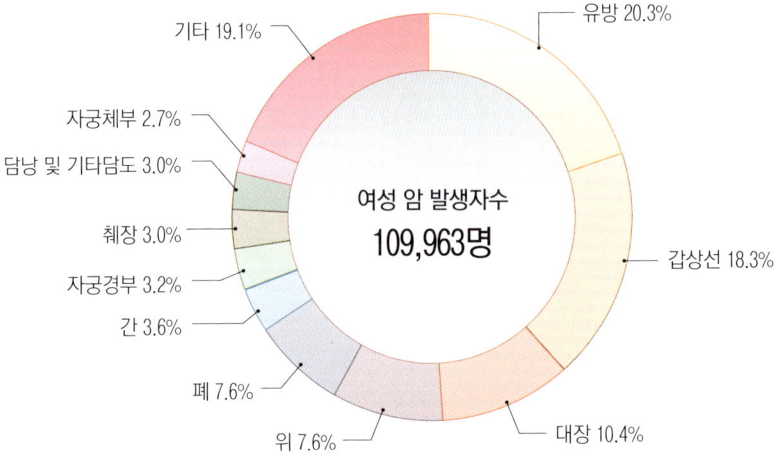

여성에게 발생하는 암 유형

출처: 국립암센터(2017). 국가암등록통계.

Tip 유방암의 정의

암은 우리 몸을 구성하는 세포의 성장과 변화가 조절되지 않아 발생하는 질환이다. 암세포로 구성된 혹인 종양이 나타나는데, 유방암은 그 중 유방 밖으로 퍼져 생명을 위협할 수 있는 악성 종양을 말한다.

1997년 10월 초, 유방암 3기로 진단받아 유방절제수술을 한 40대 후반의 환자가 물리치료실에 내원하였다. 처음 보았을 때 그녀의 어깨는 힘없이 축 처져 있었고, 많이 아픈지 얼굴은 매우 힘들어 보였다. 그리고 수술받은 쪽 어깨와 가슴을 다른 쪽 팔로 조심스레 감싸고 있었다. 그녀는 얘기하는 동안 내내 예전의 몸을 되찾고 싶다며 계속 눈물을 글썽였다. 옆에 있던 남편은 연신 자기가 열심히 도울테니 걱정하지 말라며 아내를 안심시키고 있었다.

그녀는 유방절제술로 인해 겨드랑이 림프절이 제거되었고, 이 때문에 팔 신경도 손상된 상태였다. 팔은 심하게 붓고 움직일 때마다 통증이 심해 매우 위축된 자세를 보였다. 어깨 운동장애는 유방절제술의 심각한 합병증 중의 하나이다. 운동장애는 절개 부위의 통증과 방사선치료의 부작용으로 인해 나타나는 겨드랑이 연부조직의 섬유화 때문에 발생한다. 따라서 적절한 재활치료가 제때에 이루어지지 않으면, 팔 기능이 떨어지거나 일상생활에서 큰 어려움을 겪게 된다. 다시 말해, 수술로 암

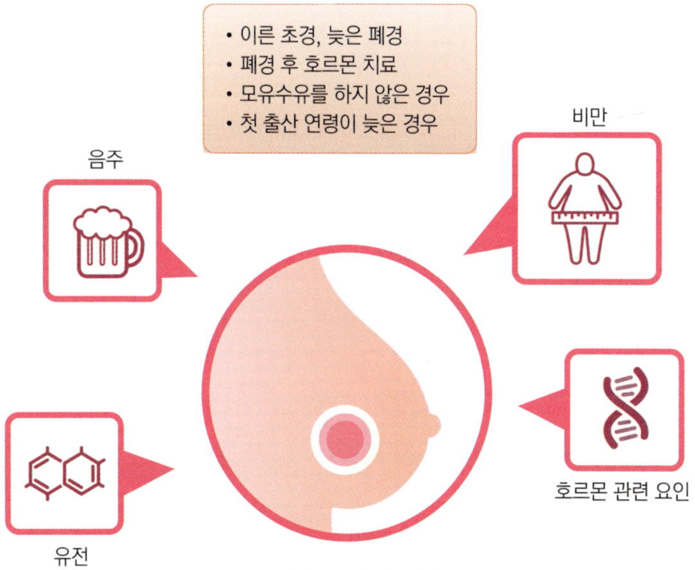

유방암의 위험요인

Tip 유방암 정기검진의 필요성

유방암 치료 중 가장 효과적인 치료는 조기에 발견이며, 주로 40세 이상 여성부터 유방암의 발생률이 높아지기 때문에 정기검진을 실시하여 유방암에 빠르게 대응하는 것이 중요하다.

은 제거되었지만, 이것으로 충분하지 않다는 것이다. 여자로서의 정체성과 정상적인 일상생활에 복귀하기 위해서는 반드시 재활치료가 필요하다.

여성에게서 발생하는 암 중에서 유방암은 다른 암에 비해 발생률이 더욱 크게 증가하고 있는 추세이다. 악성 종양으로 볼 수 있는 유방암의 원인은 여러 가지가 있지만, 가족력과 분만 여부, 폐경 등을 주요한 원인으로 볼 수 있다. 유방암의 진행단계를 0~4기로 나눌 수 있는데, 3기는 종양의 크기가 5cm 이상이며 림프절 전이가 4개 이상을 말하는데, 생존율은 75% 정도이다. 주요 증상은 유방 주위와 겨드랑이에서 멍울이 만져지는 것이다. 만약 겨드랑이 쪽 림프절까지 전이되었다면, 그 부위에서 혹처럼 만져지기도 한다. 유방암은 드물지만 남성에서도 나타날 수 있다.

유방암에서 가장 기본적인 치료는 외과적 수술(절제술)인데, 특히 전이가 없는 경우에는 더욱 수술이 필요하다. 절제술을 시행한 후에는 필요에 따라 항암화학요법, 방사선이나 항호르몬치료 등의 보조적인 항암요법을 시행한다.

유방암 수술은 유방과 겨드랑이 림프절을 대상으로 하는 수술을 말한다. 유방에 대한 수술은 암을 포함하여 유방의 일부만을 제거하는 보존적 절제술과 유방 전체를 절제하는 전절제술이 있다. 항암화학요법은 절제술로 암을 제거한 후에 적용하는 치료이다. 이를 통해 남아 있는 암세포를 제거하고, 전이를 예방하여 재발률을 낮출 수 있다. 유방 보존적 절제술을 한 후에는 대부분 유방과 림프절 주위에 존재하는 암세포를 제거할 수 있도록 방사선치료를 받는다. 항호르몬치료는 보통 5년 정도 항호르몬 제제를 복용하는 것인데, 여성 호르몬인 에스트로겐에 의한 암세포의 성장을 차단하고 재발과 전이를 예방해주는 효과가 있다. 이

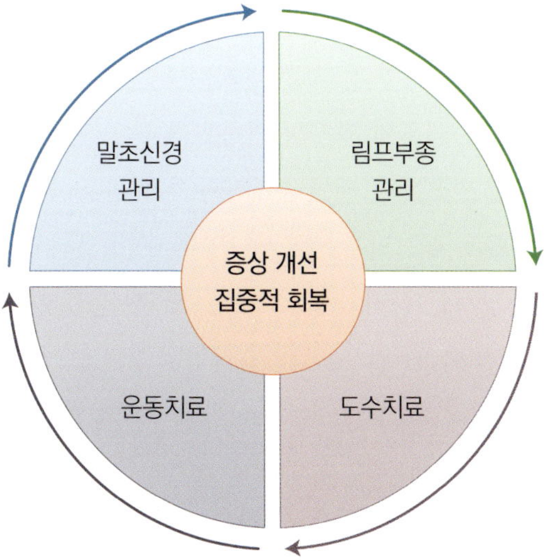

유방암 재활 프로그램

와 같이 여러 치료방법이 있지만, 무엇보다 중요한 것은 유방암의 위험요인(에스트로겐 노출 기간, 비만, 음주, 경구피임약 등)들은 가급적 피하고, 조기 발견을 위해 정기 검진을 하는 것이다.

1997년 이전엔 유방 전절제술을 받은 환자 중 어깨의 기능회복과 자세교정을 위해 물리치료실을 찾는 사람은 많지 않았다. 담당 의사와 환자의 대부분은 수술의 성공 여부에만 관심이 있었고, 물리치료의 필요성을 알지 못했다. 병원에서 물리치료를 하더라도 상처의 유착과 심한 통증으로 일반적인 열전기치료와 가벼운 관절운동을 하는 정도였다. 따라서 어깨의 움직임과 기능 등의 회복은 더뎠고, 환자의 만족도도 높지 않았다.

1997년 물리치료실을 내원한 유방암 환자인 그녀의 치료를 내가 담당하게 되었다. 자신감을 회복하고 삶의 질을 높이기 위해서 내가 설정

한 주된 목표는 수술 부위의 통증 감소와 어깨의 운동 증진 그리고 잘못된 자세를 교정하는 것이었다. 기존의 치료방법은 효과도 떨어지고, 심한 통증을 유발하기 때문에 환자의 만족도가 낮았다. 그래서 사용하고 싶지 않았다. 마침, 몇 개월 전에 관절도수치료에 관한 교육을 받은 상태여서, 새롭게 배운 테크닉을 적용해 보기로 결심했다. 근육을 움직일 때, 관절에서 정상적인 움직임이 일어나는 것은 관절 안에서 미끄러짐(sliding)과 굴림(rolling) 같은 미세 움직임이 적절한 타이밍에 제대로 이루어졌기 때문이다. 따라서 도수치료로 먼저 관절면에서의 미세 움직임이 잘 일어나도록 도와주면, 쉽게 통증 없이 관절운동을 할 수 있다.

그녀는 8주 동안 주 2회 관절운동과 도수치료를 받았고, 재발 방지를 위한 생활습관 교육도 받았다. 나중에는 자신감도 회복하여 원래 그녀의 자리였던 아내와 엄마 그리고 한 사람의 아름다운 여성의 모습으로 돌아갈 수 있었다. 새로운 치료방법(無痛치료)으로 통증에 대한 두려움도 줄이고, 관절 움직임과 기능을 빠르게 회복할 수 있었던 좋은 결과를 남긴 사례였다.

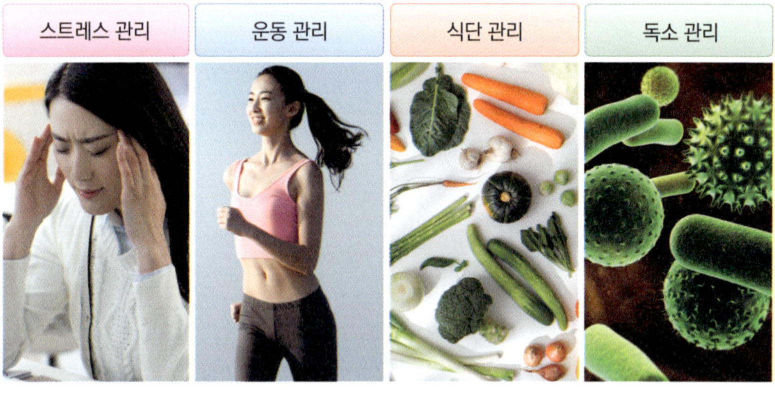

유방암 생활습관 치료

위대한 유산과 꾸깃한 지폐

1998년, 우리나라는 IMF(국제통화기금)의 관리하에 있었다. IMF 시대가 오게 된 발단은 김영삼 정부 말 여당의 정경유착 때문이었다. 한보기업과 기아자동차에 불법적으로 은행대출이 이루어졌는데, 이 과정에서 김영삼 대통령의 아들인 김현철 씨가 한보로부터 엄청난 액수의 뇌물을 받아 물의를 일으켰다. 이로 인한 두 기업의 부도로 15조 원 이상의 부실 채권이 발생했고, 이는 국가신용도 하락으로 이어졌다. 여기에 태국, 말레이시아, 필리핀 등 동남아시아 국가의 연쇄적 외환 위기와 미숙한 외환관리가 IMF 시대를 불러왔다. 많은 회사들이 파산하면서 대량 실직으로 이어졌으며, 경기침체는 가속화되었다. 나라 전체가 어려웠던 시절이었다. 그 와중에 당시 강남의 고급아파트 주민을 대상으로 특별저축예금을 홍보하던 팸플릿에 이자율이 1억원 예치 기준으로 28%라고 써있는 것을 보고 부러워했던 생각이 난다. 아무리 높은 이자를 준다 해도 당시 대부분 사람들에겐 현금이 턱없이 부족했다. 그만큼 빈부격차도 더욱 커졌었다.

1998년 김대중 정부가 들어섰고 경제개혁과 재건에 온힘을 쏟았다. 국민들도 힘을 모았다. 그 결과, 2000년에는 모든 차관을 상환함으로써 IMF 위기에서 완전히 벗어 났다. IMF 당시 우리 가족은 아버지의 사업 부진으로 경기도 분당 외곽에 위치한 작은 빌라에서 전세를 살고 있었다.

병원에서 받은 봉급의 상당 부분을 집안 생활비로 썼고, 부족한 부분은 개인 아르바이트로 충당하였다. 당시에는 작은 병원과 대학병원 사이에 의료 수준의 차이가 컸다. 그래서 제대로 된 재활치료는 대부분 대학병원을 중심으로 이루어지고 있었다. 대학병원을 찾는 사람들은 주로 경제적으로 넉넉한 사람들이었다. 치료를 받아야 하는 환자들은 대부분 운동치료를 더 자주 받지 못하는 것에 대해 항상 아쉬워했다. 그 중에는 물리치료사에게 가정운동을 해 달라고 부탁하는 경우가 종종 있

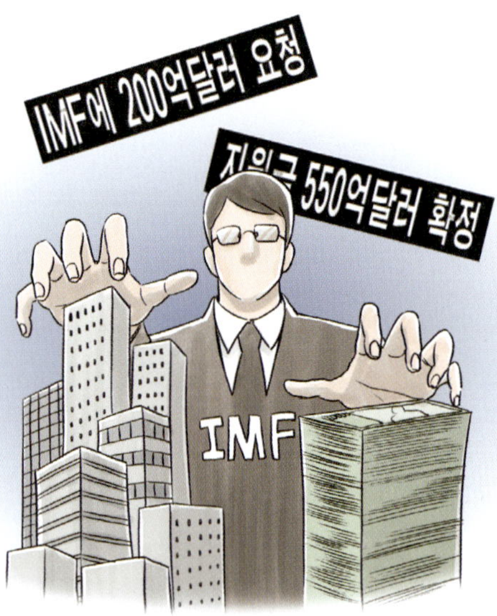

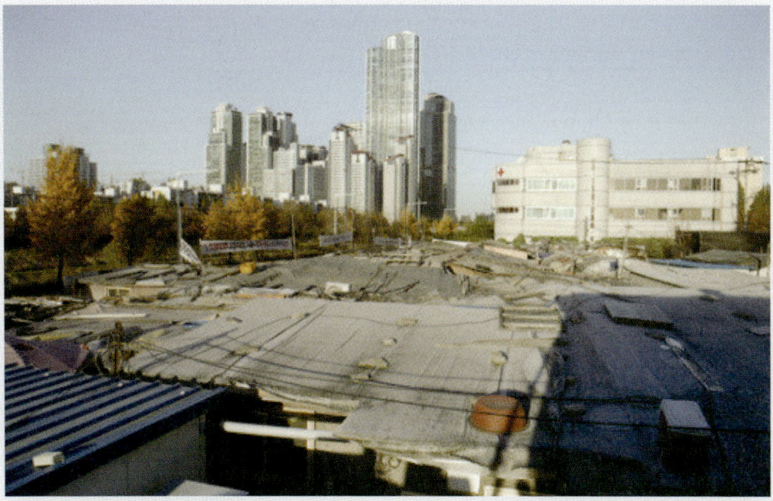

빈부격차를 보여주는 도심의 모습

었다. 나도 60대 후반의 뇌졸중을 앓고 있는 여성 환자의 요청을 받았다. 일주일에 2~3회 정도 교대입구역 근처에 위치한 환자의 집을 방문하여 재활 운동치료를 해주었다. 일종의 아르바이트였다. 기네스 팰트로 주연의 영화 "위대한 유산(1998년)"에서 죄수 루스티그(로버트 드니로 분)가 사업으로 큰 부자가 된 후에 핀(에단 호크 분)을 남모르게 후원해 준 것같이 그 분은 여러 가지 방법으로 내게 도움을 주었다. 그러나 부담감으로 대부분 거절했고, 어쩔 수 없는 상황으로 한 가지는 받을 수밖에 없었다.

그 이듬해 강남의 유명 스포츠센터에 등록해 일체의 비용 없이 다닐 수 있게 해 준 것이다. 규모가 크고 워낙 회원권이 비싼 곳이라 이용 고객 대부분이 회사 대표, 연예인, 강남 부자들이었다. 당시 내 처지에는 어울리지 않았지만, 덕분에 경제적 어려움을 겪으며 크게 떨어졌던 자존감을 회복할 수 있었다. 그 후 내 인생에 특별했던 그 분과의 인연은 10년 동안 계속되었다.

그 당시 내가 치료하던 외래환자 중에 자녀의 사업실패로 어렵게 분식집을 운영하던 60대 할머니 한 분이 계셨다. 이 분은 두 달 전에 마트에서 물건을 사고 나오던 중 바닥에 있던 바나나 껍질에 미끄러져 넘어졌고, 오른쪽 무릎뼈(슬개골)가 7조각으로 골절되었다. 그 분에게는 죄송한 마음이지만, TV나 만화에서 종종 연출되던 상황이 기억나서 차트를 보다가 웃었던 기억이 있다. 수술 5주 후 깁스(cast)는 제거되었지만, 오랫동안 다리를 움직일 수 없어서 무릎이 50° 이상 굽혀지지 않았다. 다리가 살짝 부어 있긴 했지만 목발을 딛고 절뚝거리며 걸을 수는 있었다. 근육과 인대가 심히 뻣뻣하게 굳어있었고, 근막도 유착되어 잘 움직여지지 않았으며 통증도 꽤 심했다. 운동치료로는 주로 약화된 넙

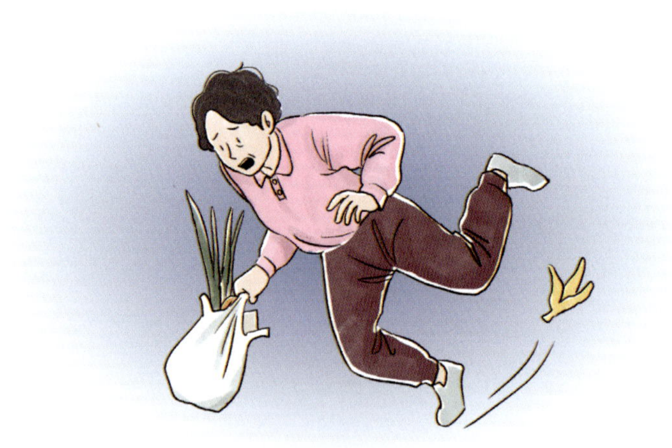

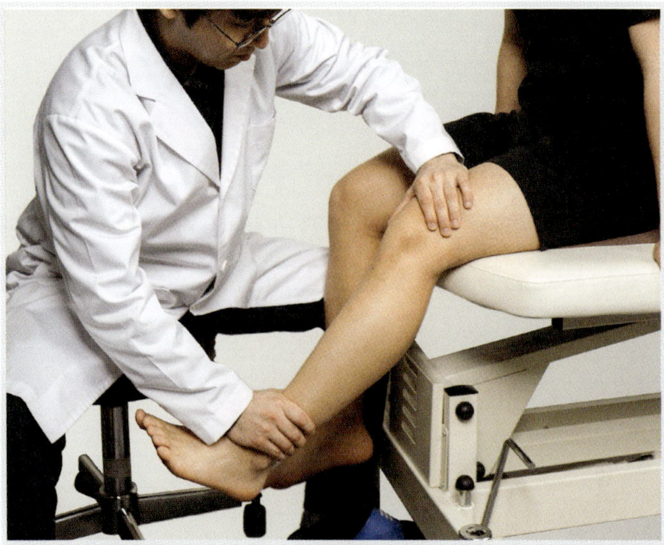

다리네갈래근(quadriceps muscles)을 강화시키고, 짧아진 넙다리뒤근(hamstrings muscles)과 장딴지근(gastrocnemius muscle)을 스트레칭했다. 무릎 주변 조직을 이완시키기 위해 온찜질(hot pack)과 마사지(massage)도 병행했다.

시작한 지 2주까지는 관절 각도가 조금 늘어나는 듯하다가, 90° 지점에서 마치 단단한 벽이 가로막고 있는 듯 더 이상 늘어나지 않았다. 나름대로 열심히 치료하였다. 할머니의 가난으로 인해 병원에서까지 차별받으면 안 된다는 생각이 들어 다른 환자들보다 더 많이 신경 썼다. 당연한 말 같으나, 우리 사회에서는 빈부, 출신, 학력, 외모 등 눈에 보이지 않는 차별이 여전히 존재하고 있지 않은가…. 그러던 어느 날, 할머니를 치료대 위에 걸터 앉혀놓고, 무릎을 굽히려고 반복적으로 안간힘을 쓰고 있을 때였다. 갑자기 무릎관절에서 두꺼운 종이를 찢을 때 나는 것처럼 날카로운 소리가 들리면서, 굽혀지지 않던 관절이 크게 굽혀졌다. 관절에서 나는 소리와 통증에 할머니는 소리를 질렀고, 나는 뭔가 잘못된 것 같은 생각에 식은땀이 흘렀다. 당황스러움에 정신없이 치료를 끝냈고, 할머니는 걱정스러운 얼굴로 절뚝거리면서 치료실 문을 나갔다. 그날은 이런저런 걱정으로 밤잠을 설쳤고, 다음 날 퀭한 얼굴로 병원으로 출근했다. 치료 순서가 되어 다리를 절뚝거리며, 치료실로 들어오는 할머니에게 죄송하다는 말을 전하려고 다가갔다. 입을 열려는 순간 할머니는 두 손으로 내 손을 잡더니 "선생님, 어제 이후로 무릎이 잘 구부려져서, 집에서 움직이는 게 너무 편해졌어요. 걷는 게 훨씬 수월해요."라고 말하는 것이 아닌가. 그러고 보니 몸을 움직이거나 걷는 모습이 예전에 비해 상당히 나아 보였다.

나를 당황스럽게 했던 그 소리는 주변 조직이 일부 찢어지면서 난 소리가 아니라, 유착된 근막이 떨어지는 소리였던 것이다. 지금 생각해도 가슴이 내려앉는다. 할머니는 무릎이 잘 굽혀지고 움직임이 편해진 것이 고마웠는지 지나가는 나를 붙잡고는 밥 사먹으라며, 가운 주머니에 뭔가를 넣어주려고 했다. 당시 나는 환자에게 치료의 대가로 촌지 등을 받으면 안 된다고 생각하였고, 특히 할머니의 어려운 사정을 알기에 주는 것을 몇 차례 거절했다. 그러나 할머니는 내 손을 단단히 잡은 채 주변을 한 번 살피더니 아무도 보지 못하도록 재빨리 내 가운주머니에 꾸깃한 돈을 넣어 주곤 가셨다. 대략 만 원짜리 지폐 5장인 것 같았다. "할머니의 형편에는 참으로 큰 돈일텐데…."라고 생각하며 확인도 못해 보고 하던 일을 계속했다.

그 날은 하루 종일 많은 환자들로 눈코 뜰새 없이 바쁘게 일했다. 퇴근시간이 되어 옷을 갈아입으려고 주머니에 손을 넣는 순간, 할머니가

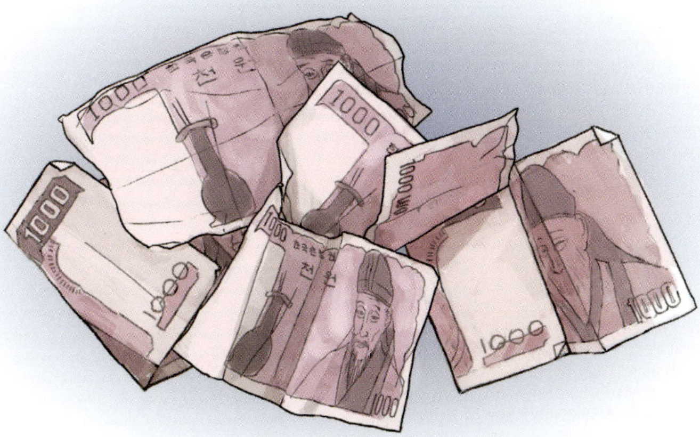

넣어주었던 돈이 만져졌다. "주신 돈으로 동료들에게 저녁식사나 한턱 내야지…." 주머니에서 꺼내 보니 천원짜리 지폐 5장이 뭉쳐 있었다. 아….하는 탄식 속에는 당황스러움과 부끄러움이 뒤엉켰다. 그리고는 배시시 웃음이 나왔다. IMF 시절에 받은 꾸깃한 천 원짜리 지폐 5장이 내가 받은 선물 중에 제일 값졌다.

“영혼은 그대곁에(Always)”

2005년 6월, 세브란스병원에 입사한 지 10년이 넘어가는 무렵에 모범직원상을 받았다. 환자의 관점에서 성심을 다해 치료하라는 의미로 부족한데도 기회를 주었나 보다. 어느 날 문득 서재 한 켠에 표창장 외에 오래된 사진 한 장이 같이 놓여 있는 것을 보았다. 내가 긴 시간 동안 치료했던 남성 환자와 같이 찍은 사진이다. 17년 넘

Tip 갑작스러운 사지마비 3대원인

뇌 질환	• 뇌수막염: 뇌를 둘러싼 얇은 막에 염증 발생 • 뇌수두종: 뇌척수액의 과잉축적으로 인한 뇌 압박 • 뇌종양, 뇌출혈, 뇌경색
척추 질환	• 척수공동증: 척수 중심관 확장으로 척수신경 자극 • 환축추아탈구: 부분 탈구된 1, 2번 목뼈가 척수압박 • 목디스크, 척수염, 척수종양, 척수골절
하위운동신경원 질환	• 다발성신경근염, 중증근무력증 등

게 병원에서 일하며 경험한 많은 사연 중에 가장 애틋하고 안타깝게 가슴 한구석에 남아있는 사연이며, 환자와 보호자의 마음을 다른 시선으로 볼 수 있게 한 슬픈 사진이기도 하다.

2000년 5월 경기도의 한 종합병원에서 척추손상으로 목뼈 부위를 수술한 후 집중적인 재활치료를 받기 위해 입원한 남성 환자가 있었다. 불완전 사지마비라서 팔다리를 조금씩 움직일 수는 있었지만, 일상적인 동작을 자기 뜻대로 할 수 없는 경우가 많았고, 무엇을 하든 보호자의 도움이 필요한 상태였다. 팔다리 힘이 너무 약해 보호자의 조심스러운 부축 없이는 혼자서 걷기도 힘들었다. 그래서 퇴원 후에도 재활치료를 받기 위해 운동치료실에 계속 오고 있었다.

당시 나는 반복되는 일상으로 지루함이 가득했던 7년 차 물리치료사였다. 운동치료실에서 근무하던 나는 환자의 아내와 어머니가 자주 묻던 '언제 나을 수 있나요?' '언제 혼자서 걸을 수 있나요?'라는 질문에 의

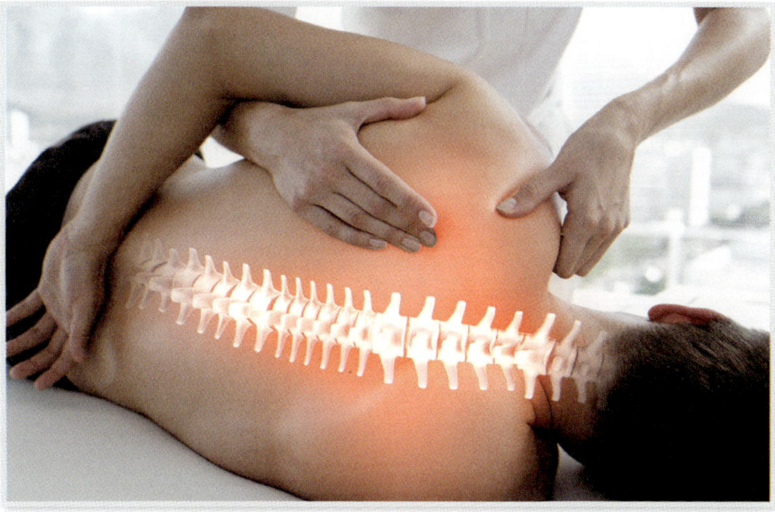

례적으로 답했지만, 사실 손상 정도가 너무 커서 회복이 언제 될지 알 수 없는 상태였다. 환자 가족의 희망과 의료진의 현실적인 목표 사이에 격차가 있는 경우에 이런 질문을 받으면 난처하다. 현실적인 상황과 예후에 대한 설명이 환자와 가족의 의지를 꺾어서는 안 되기 때문이다. 남성 환자가 치료실에 들어올 때면 주로 아내가 남자의 겨드랑이에 팔을 끼워 부축해서 걸어 들어왔고, 재활치료를 하는 과정이 힘들어도 환자는 항상 밝은 얼굴로 참아내며 열심히 했다. 간혹 힘들어서 환자가 짜증을 내도 아내는 싫은 내색 한 번 보이지 않고 묵묵히 남편을 돌봤다. 힘든 시기에 서로 사랑하는 부부관계가 보기 좋았고, 그 환자와 나는 같은 나이이기도 해서 개인적인 얘기도 많이 나누며 친해졌다.

예후가 좋지 않은 상황인데도 불구하고 어머니는 늘 긍정적인 말을 아들에게 들려주며 정성껏 간호했다. 그리고 함께 간호하는 며느리에 대해 안쓰럽고 미안한 마음을 갖고 계셨다. 환자는 아내를 무척 사랑스러워했다. 두 사람 사이에 아이는 없었지만, 힘든 상황을 버텨가는 모습

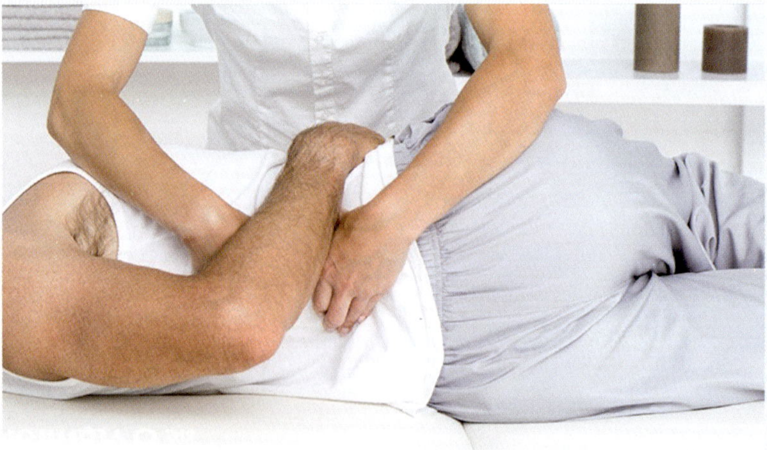

이 보기 좋았다. 그런데 많은 시간이 흘렀음에도 회복이 느린 탓에 환자와 가족 모두 지쳐갔다. 나 역시, 같은 이유로 불편하고 미안한 마음이 생기고 있었다. 아마도 그 즈음이었던 것 같다. 아내와 어머니가 자리를 비웠을 때, 환자는 종종 죽고 싶다는 말을 해서 나를 당황스럽게 했다. 그때마다 나는 그저 힘내서 하다 보면 좋은 결과가 있을 거라는 기약 없는 말만 되풀이할 수밖에 없었다.

더딘 회복으로 안타까운 시간이 흘렀고, 집안 사정으로 인해 다른 병원으로 옮겨 치료를 받기로 했다고 전한 마지막 날이었다. 인사를 하고 치료실을 나갈 때 축 처진 어깨와 힘없어 보이는 그의 표정이 마음을 무겁게 했다. 이후 오랫동안 그를 볼 수 없었고, 바쁜 병원 생활과 여러 환자와의 만남 속에 한동안 잊고 지냈다.

6개월 정도 지났을까, 오후 근무가 끝나고 의무기록을 정리하던 중 치료실 안으로 들어오는 낯익은 보호자를 봤다. 그 환자의 어머니였다. 오랜만이라며 내 손을 잡고 반가워하는 어머니를 보니 여러 감정이 교차하며 눈가가 촉촉해졌다. 6개월 전, 자식 걱정에 매일 간호하고 기도하던, 그리고 자식의 투정을 묵묵히 받아 주고 앞에선 항상 웃던 어머니였다.

이런저런 안부를 묻던 어머니는 대화 말미에 환자의 소식을 전했다. 병원을 옮긴 후, 이전과는 다르게 재활치료도 열심히 하지 않고 아내와 어머니에게 모진 말과 행동을 했다고 한다. 결국, 아내는 견디지 못하고, 환자의 이혼 요구를 받아들였다. 이후 환자는 식음을 전폐했고, 얼마 지나지 않아 하늘나라로 갔다고 했다. 이전에 환자가 대화 중에 했던 말이 머리에 떠올랐다. “난 아내를 사랑하지만, 나만 불행하면 되지 아내까지 불행해지는 것은 싫다…. 그래서 내 곁을 떠나 새 삶을 살도록 하고 싶어….”

나는 초등학교 때부터 영화를 무척 좋아했다. 손꼽는 영화 중에 스티븐 스필버그의 '영혼은 그대 곁에(Always)'를 특히 좋아한다. 이 영화는 데미무어 주연의 사랑과 영혼(Ghost)'과 비슷한 느낌의 슬픈 멜로영화이다. 사람들 대부분은 이 영화를 잘 모르지만, 난 스티븐 스필버그 감독의 영화 중에 수작이라고 말하고 싶다. 정말 멋지고 인생에서 가장 값진 것은 사랑이라고 말해주는 정말 멋지고 가슴 아픈 영화이다. 이 영화에서 보여주는 사랑법은 참 특이하다. 다른 영화 속 이야기들은 세상을 떠난 연인이 남아있는 사람을 잊지 못해 그 곁에 계속 머물러있는 구도가 많다. 그러나 이 영화에선 사고로 죽은 연인이 자신을 잊지 못하

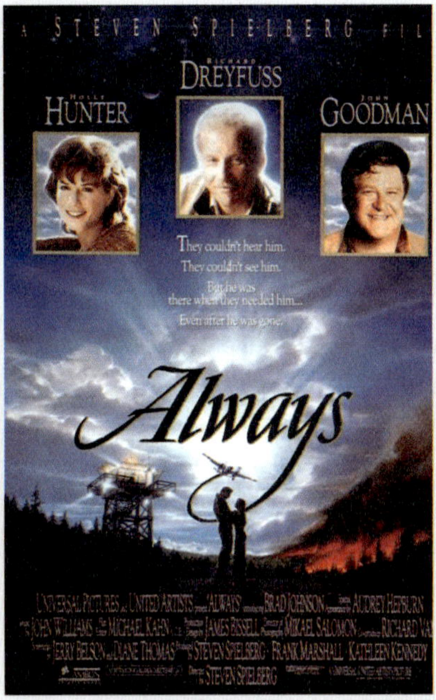

"영혼은 그대 곁에(1989)"

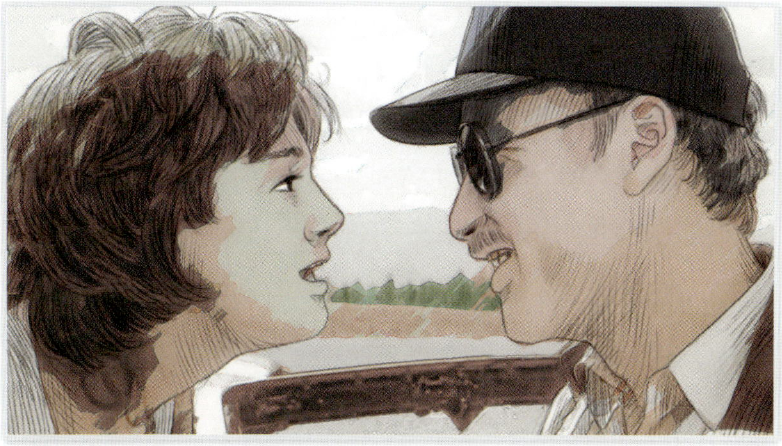

'영혼은 그대 곁에' OST: Smoke gets in your eyes

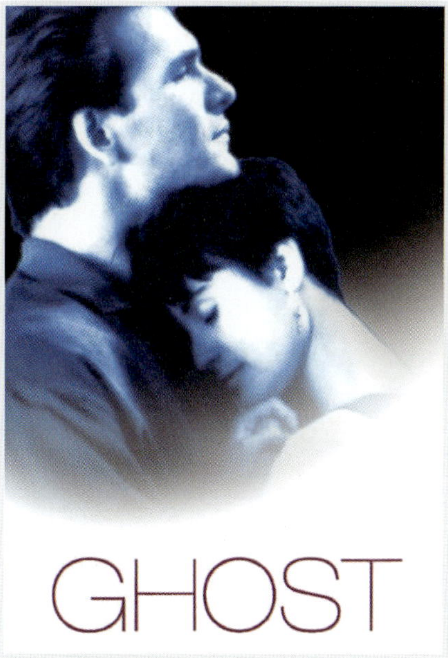

사랑과 영혼(1990)

는 것에 안타까워하고, 자신을 빨리 잊고 새로운 사랑을 찾을 수 있도록 도와준다. 열정만 가득했던 20대 중반에 처음 봤을 때는 사실 공감하기 힘들었다. 하지만 사랑하는 방식이 사람마다 다르고 그만큼 다양하다는 것을 아는 50대 중반인 지금은 충분히 이해가 된다.

중증으로 오랫동안 재활치료를 받으며 힘들어 하고 있는 모든 사람들에게 해피엔딩이 있기를 진심으로 바란다. 그러나 병원에 있으면서 삶이 꼭 해피엔딩이 아닐 수도 있다는 것을 알았다. 그럼에도 살아 있는 동안 최선을 다해야 하는 이유는 하루하루의 삶이 소중하고, 내 주변에는 여전히 나를 사랑하고 도와주는 사람들이 많기 때문이다.

치골결합 분리증(symphysis pubis diastasis)

2009년 가을, 출산 후 치골결합 분리증을 진단받은 환자가 통증 감소와 기능활동 회복을 목적으로 재활의학과로 내원했다. 개인적으로 산과 물리치료에 관심이 있었던 내가 담당 치료사가 되었다. 당시에도 산부인과 관련 환자가 재활치료를 의뢰받는 경우는 아주 드물었다. 물론 물리치료 영역에 산부인과도 포함되어 있어서 미국이나 호주 같은 서구에서는 다양한 치료서비스가 제공되고 있지만 당시 신경계나 근골격계 분야의 특정 환자에만 집중하던 한국에서는 물리치료사들이 관심을 두지 않던 분야였다. 임상적으로 드문 질환이었기 때문에, 이 환자에 대한 치료 경험을 연구 논문으로 작성하게 되었고, 3년 후에는 저명한 해외학술지에도 게재되었다. 치골결합 분리증에 대해 물리치료사가 작성한 논문이 게재된 것은 세계적으로 처음이었고, 우리나라에서도 산부인과 물리치료 분야에서는 처음이었다. 그 내용에 대해 소개하려고 한다.

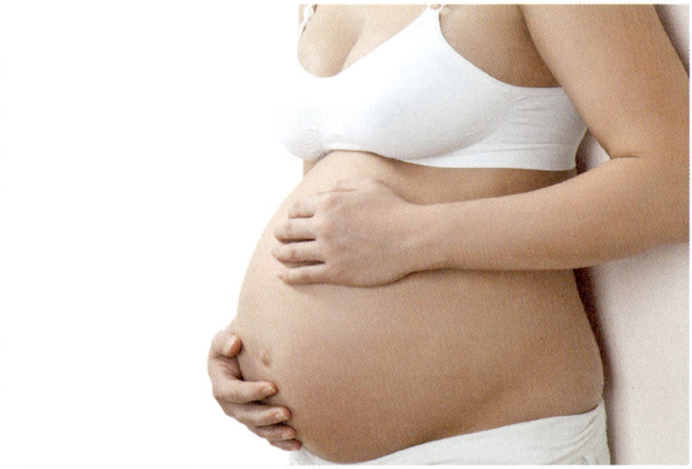

배곧은근 백선의 분리(separation of linea alba)

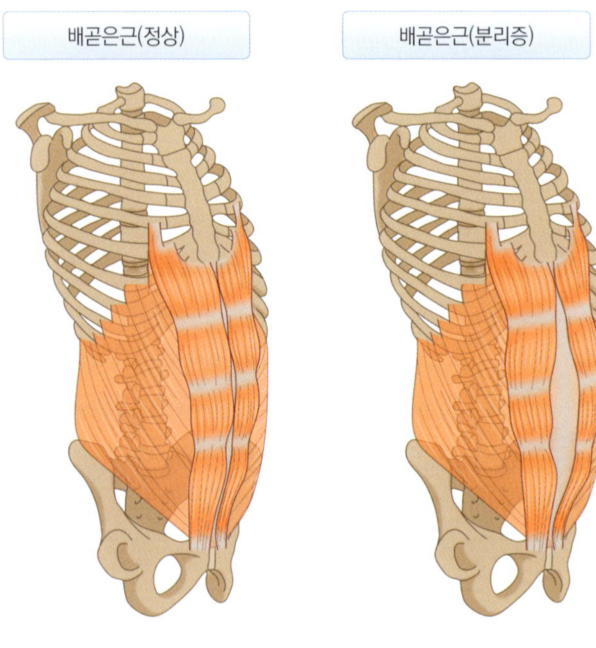

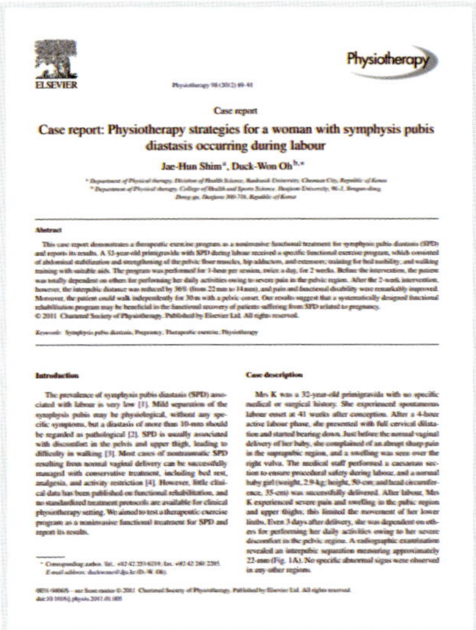

Physiotherapy

ELSEVIER

Case report

Case report: Physiotherapy strategies for a woman with symphysis pubis diastasis occurring during labour

Jae-Hun Shim[a], Duck-Won Oh[b,*]

Abstract

Introduction

Case description

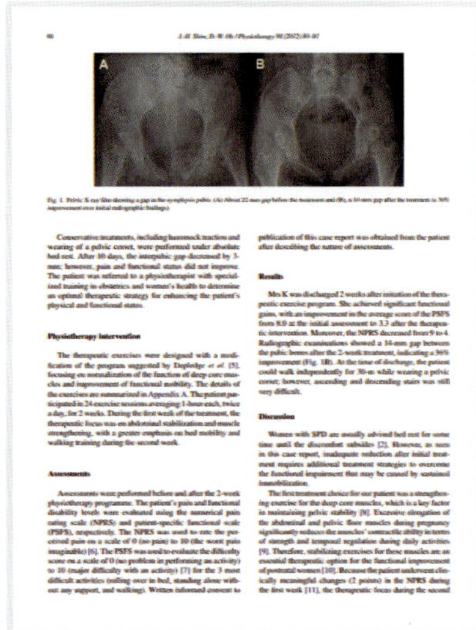

Physiotherapy intervention

Assessments

Results

Discussion

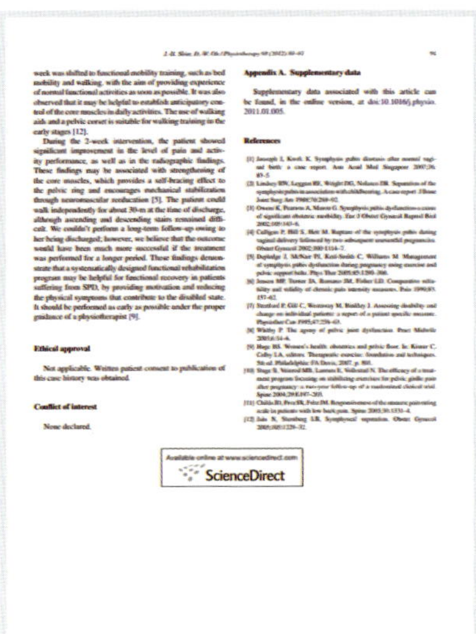

Appendix A. Supplementary data

References

Ethical approval

Conflict of interest

None declared.

ScienceDirect

논문 제목: Case report: Physiotherapy strategies for a woman with symphysis pubis diastasis occurring during labour(사례연구: 분만에 의한 치골결합 분리를 가진 여성을 위한 운동치료의 효과)

Physiotherapy, 2012; 98(1): 89-91

서론

치골결합(symphysis pubis)은 2개의 치골이 섬유성 연골로 연결된 비활액막성 관절로 약 1~1.5mm의 수평운동과 약 2mm의 수직운동이 일어나는 부위이다. 치골결합에 가해지는 부하는 산모의 몸무게가 증가함에 따라 증가하고 호르몬의 변화로 인해 골반대(pelvic girdle)의 안정성(stability)이 떨어지게 된다. 분만과 관련되어 발생하는 치골결합 분리는 매우 드문 임신의 합병증이며, 치골결합의 간격이 10mm 이상이 되고 합병증이 동반될 수 있으며, 과거에는 사망하는 경우도 있었다. 분만에 의한 치골결합 분리는 1824년 니콜슨(Nicholson)이 처음 보고한 후 드물게 보고되고 있으며, 발생 빈도는 저자마다 다양하여 521명 중 1명에서 30,000명 중 1명까지 보고되고 있다.

치골결합 분리의 진단은 증상과 X-선 촬영술에 의해 이루어진다. 방사선학적 판단기준에서 10mm 이하의 치골결합 분리는 정상으로 생각하는 경향이 있다. 그러나 한국인에서는 치골관절 간격이 6mm 이상이거나, 상 · 하 이동이 3mm 이상인 경우도 방사선학적 기준이 될 수 있다.

치골결합 분리의 원인으로는 임신 중 치골결합 분리 환자에게서 혈중 릴랙신(relaxin)의 증가가 확인되었기 때문에, 에스트로겐(estrogen)과 릴랙신이 치골결합의 분리 발생에 중요한 역할을 하는 것으로 생각하고 있다. 신생아의 몸무게와 상당한 정도의 유의한 관계가 있고, 자연분만 중 치골결합의 분리는 자궁수축의 강도와 급속 분만이 원인이 된다. 다른 원인으로는 다산모(多産母), 특히 이전 임신에서 증상이 있었던 산모에서 흔하다. 그리고 겸자를 이용한 질식 분만(vaginal delivery), 아두골반 불균형(cephalopelvic disproportion), 선천성 자궁경부 이형증(congenital cervix dysmorphia), 결핵(tuberculosis), 골연화증(osteomalacia), 관절염(arthritis) 등이 그 원인이 될 수 있다.

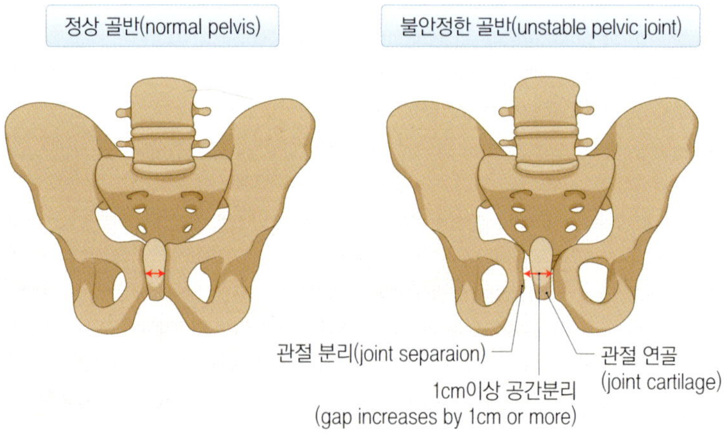

치골결합 분리의 특징적인 임상 증상은 동통, 부종, 불편감, 골반과 다리로의 방사통 등이며, 보행 장애, 엉덩이관절 운동 시의 동통, 천장 관절의 동통 등이 나타난다. 치골결합 분리에 대한 치료는 비수술적 방법과 수술적 방법이 있고, 대부분의 경우에서 비수술적 치료가 효과적이나, 증상의 정도와 치골결합 관절 분리의 정도에 따라 수술적 치료를 고려할 수도 있다. 비수술적 치료로는 침상 안정, 골반대 견인, 골반 보조기 착용과 조기 보행 등의 방법이 사용된다.

정상적인 산모를 대상으로 분만 전 · 후에 실시하는 운동 프로그램은 이미 다양하게 많이 소개되어있고, 운동은 산모가 출산하기 전 건강을 회복하는데 있어서 큰 역할을 하고 있다. 특히, 출산 후 호르몬의 조절이 정상으로 되돌아가고 신체의 건과 인대가 임신 전 상태의 강도를 다시 얻기까지는 시간이 필요하다. 그래서 격렬한 운동을 다시 시작하고 싶더라도 일정 시간 동안은 조심해야만 한다. 왜냐하면 격렬한 운동이 관절에 상처를 입히기 때문이다. 릴랙신 철회의 기간에는 관절이나 특히 무릎, 엉덩이 등을 지탱하는 인대에 상처를 줄 가능성이 있다. 이처럼 산모에게 실시하는 운동은 고려해야 할 요소가 많으므로 의료진의 세밀한 주의가 필요하다. 산모에 대한 운동의 효과가 많이 입증되었음에도 불구하고, 드문 질환인 치골결합 분리를 가진 여성을 대상으로 한 운동의 효과에 대한 연구는 국내 · 외에서 전무하다.

따라서 본 연구에서는 분만 중 발생한 치골결합 분리를 가지고 있는 여성을 대상으로 치료적인 운동방법이 신체적인 면과 기능적 능력의 향상에 효과가 있는지를 살펴보고 새로운 치료 방법을 제시하고자 하였다.

연구방법

1) 측정도구

본 연구에 사용된 연구도구는 기능적 상태를 평가하기 위해서 ODQ(Oswestry Disability Questionnaire)와 FIM(Functional Independence Measure)을 사용하였다. ODQ는 일상생활의 각각의 동작과 관련된 10개의 항목으로 구성되어 있고, 1984년에 개발되었다. 총괄적으로 환자의 기능상태를 평가하는 방법인 FIM은 미국뿐만 아니라 국제적으로도 환자의 일상생활동작 수행 능력을 평가하는 도구로 이용되고 있으며, 다양한 장애를 가진 환자들을 평가함에 있어서도 널리 이용되고 있다. 또한 FIM은 Motor FIM과 Cognitive FIM으로 나누어져서 각각 운동 능력과 정신적 능력을 평가하게 된다. 그리고 ODQ는 자기평가기입법(self-administration method)으로 질문에 답변하도록 하였고, FIM은 치료사가 직접 평가하였다. 중재 전 · 후 통증의 정도는 NPIS(Numerical Pain Intensity Scale)를 이용하였고, 치료 전 · 후 X-선 촬영을 통해 치골결합 분리의 변화를 확인하였다.

2) 치료 중재

치골결합 분리를 진단받은 산모에 대한 치료적 운동의 효과를 규명하기 위하여 서울 G 병원에 2009년 2월 27일부터 2009년 3월 12일까지 입원 중인 환자 1명을 대상으로 하였다. 본 환자는 2월 23일부터 5일간 골반 삼각건을 이용한 견인(hammock traction)과 골반 보조기(pelvic corset)를 이용하여 분리된 치골결합의 간격이 약간은 줄었으나 기능상 진전이 없어 치료적 운동을 중재하게 되었다. 연구자는 환자에게 본 연구의 목적을 설명하고 국내 · 외에서 효과가 입증된 운동프로그램과 연구자가 만든 프로그램을 혼합하여 실시하였다.

운동프로그램의 시행 시 주의사항은 다음과 같았다. 몸에 특별한 증상이 없다면 작은 움직임부터 시작하여 큰 움직임으로 진행하고, 지나치게 부하를 주는 근력 운동이나 유연성 운동은 완전하게 견고해지지 않은 관절과 근육을 상하게 할 수 있다는 것을 기억해야 했다. 또한, 산후 이전에 규칙적으로 운동을 했던 사람이라도 이전의 운동 강도와 패턴은 잊고 시작해야 했다.

결과

골반 X-선 검사소견 및 임상경과

본 32세 여성은 ○○○○여성병원에서 재태기간(Intra Uterine Pregnancy, IUP) 45주에 분만 중, 치골(pubic bone) 부근에 통증을 호소하여 full C/sec(제왕절개 분만)을 시행하였고 건강한 여아를 분만하였다. 그러나 심한 골반통과 기능적 동작장애, 독립적인 보행이 불가능한 정도의 보행장애로 인하여 치골결합 분리증으로 진단받았고, 출산 후 관리를 위해 본원에 입원하였다. 환자는 분만 후 3일째부터 안정 및 측와위 자세(lateral position)를 교육받았고, 골반 삼각건을 이용한 hammock traction(5kg씩 추를 달고 있는 상태)을 시작하였다. 그리고 5일째 골반 X-선 촬영결과 치골결합 분리가 상당히 호전되었다. 그러나 관절 간격이 줄었음에도 불구하고 기능적 능력과 보행 장애에 큰 호전이 없어 운동 중재를 하게 되었다.

환자는 매일 9가지로 구성된 운동프로그램을 치료사에 의해 40분간 시행하였다. 운동중재 시행 전 환자는 휠체어를 이용해 이동했으며, 치골결합 부위의 심한 골반통과 기능적 능력장애로 인해 침상에서 휠체어로 이동 시 두 사람에 의한 도움을 최대한 필요로 하였다. 몸통과 하지를 이용해야 하는 일상생활활동을 수행할 때 다른 사람에게 전적으로 의존하고 있었고, 자신의 힘으로 하지를 전혀 움직이지 못하는 상태였다. 운동중재 1주일 후 환자는 통증의 감소와 함께 기능적 능력이 상당히 호전되기 시작했다. 침상에서 휠체어로 이동 시엔 한 사람에 의한 도움을 최대한 필요로 하였고, 침상에 누운 상태에서 조금씩 하지를 독립적으로 움직이기 시작했다. 또한 왼쪽과 오른쪽으로 돌아눕기, 엉덩이 들기 같은 기능적 능력 수행이 가능해졌다. 운동중재 2주일 후 환자가 치골결합 부위 근처에 호소하던 통증은 중재 전에 비해

50% 정도 감소했으며 관절 간격도 14mm로 줄었고 침상에서 휠체어로 이동 시엔 한 사람에 의한 도움을 최소한의 필요로 하는 정도가 되었다. 침상에 누운 상태에서 하지의 관절운동 범위와 근력이 많이 향상되었고 돌아눕기, 앉았다 일어나기, 두 발로 서기 등이 가능해졌다. 또한, 골반 보조기(pelvic corset)를 착용한 상태로 실내에서 독립적 보행이 30m 정도 가능해졌다. 그러나 계단 오르기 등과 같은 운동은 불가능하였다. 2주간의 운동중재 후 환자는 개인 사정으로 인해 퇴원했으며, 퇴원 전 치료사에 의해 가정 운동프로그램과 자세교육, 주의사항에 대해 충분한 교육을 받았다. 이후 환자는 한 달에 한 번씩 정형외과에서 외래진료를 받으며 치골결합 상태를 진찰받았다.

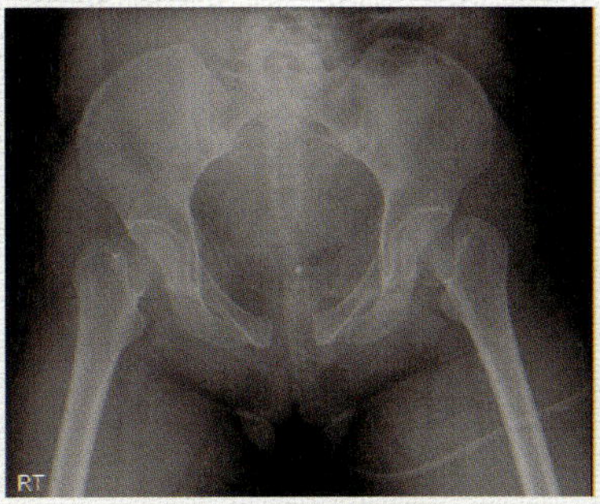

Pelvis inlet view on 3rd day after cesarean section showing a 22.00mm widening of the symphysis pubis.

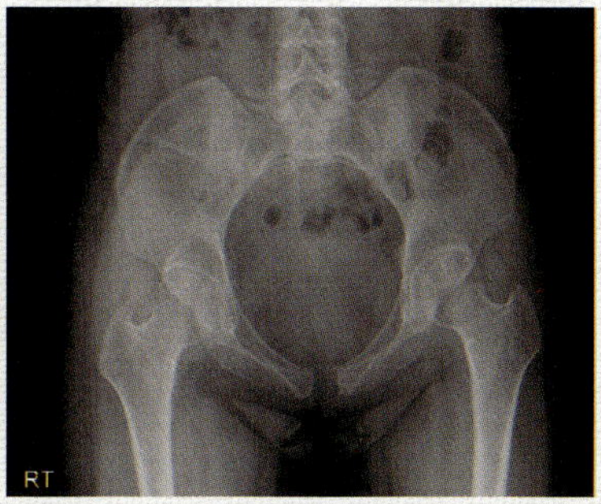

Pelvis inlet view on 18th days after cesarean section showing a 14.00mm narrowing of the symphysis pubis

<table>
<tr><th>Assessment tools</th><th colspan="2">Initial stage
2009. 2. 27.</th><th colspan="2">After 2weeks
2009. 3. 12.</th></tr>
<tr><td>NPIS
(Numerical Pain Intensity Scale)</td><td colspan="2">7/10</td><td colspan="2">3/10</td></tr>
<tr><td>ODQ
(Oswestry Disability Questionnaire)</td><td colspan="2">440/500</td><td colspan="2">280/500</td></tr>
<tr><td rowspan="3">FIM
(Functional Independence Measure)</td><td>motor</td><td>cognitive</td><td>motor</td><td>cognitive</td></tr>
<tr><td>37</td><td>35</td><td>65</td><td>35</td></tr>
<tr><td colspan="2">72/126</td><td colspan="2">100/126</td></tr>
</table>

평가도구에 의한 통증과 기능적 능력 평가

치골결합 분리를 의심하고 골반 X-선 촬영상 입원 직후 22mm의 치골결합 분리를 보여 주었으나, 치료적 중재 2주 후에 촬영한 사진에선 14mm로 분리가 줄었다.

고찰

여성들의 사회적 참여가 증가하고 이에 따라 지위도 변화함에 따라서 건강에 대한 인식도 변화하고 있다. 특히, 임신과 출산 그리고 출산 후의 건강관리에 대한 관심이 높아지고 있다. 이는 출산 후의 관리가 가임기뿐만 아니라 여성의 노년기 건강에도 많은 영향을 미칠 수 있기 때문이다. 그리고 출산 후의 가벼운 신체적 활동은 모든 생리적 · 신체적 변화를 빠르게 임신 이전의 상태로 회복시켜준다.

미국 산부인과학회(2002)에서는 신체적 · 의학적으로 안전하게 되는 즉시 임신 전 시행했던 운동을 서서히 시작하도록 권하고 있으며, 분만 후 운동 시작 시기는 대상자마다 다르다고 하였다. 합병증이 없으면 질 분만 후 즉시 중정도의 운동이 가능하고, 경한 스트레칭과 복부근육 굽힘운동으로 근육의 긴장감을 완화시킬 수 있다. 그러나 너무 일찍 심한 운동을 하면 선홍색의 질 출혈이 있을 수 있으므로, 2~3주간 계단 오르기를 피하고 심박수가 최소로 증가할 정도의 유산소운동을 주 4회, 30~60분간 할 것을 권하였다. 건강하고 합병증이 없는 경우 분만 직후부터 걷기, 골반저 수축운동, 중정도의 스트레칭 같은 경한 활동을 할 수 있다.

정상 분만의 경우 회음부위에 통증, 견인감, 소양감 등이 주로 산후 7~10일 전후에 완화되며, 관절은 분만 후 6~8주까지 안정되지 않으므로 너무 일찍 많은 운동을 하면 질 출혈을 초래한다. 그래서 분만 2~3주까지는 계단오르내리기 등을 삼가야 하고, 간단한 산보 등을 하루 1시간씩 하면서 400칼로리 정도를 소모하게 한다.

이러한 산후운동은 순산했을 경우 분만 다음 날부터 시작하여 복부와 골반의 근육들이 완전 회복될 때까지 지속하는 것이 바람직하다. 그리고 전반적으로 산욕부의 가벼운 운동과 적당한 움직임이 회복을 빠르게 한다. 정상 질식 분만한 임산부에게 시행하고 있는 산후운동은 심호흡부터 팔운동, 엉덩이 올리기, 복부운동, 질회음 근육운동 등 분만 후 첫째 날부터 시작하여 점차적으로 운동량을 증가시키면서 적어도 6주 동안 하루에 한 동작을 5회에서 10회 정도 실시하도록 권하고 있다.

산모에 대한 운동치료의 효과는 이미 여러 연구에서 증명되었다. 요실금이 발생한 후에 골반저 근육운동을 하면 효과가 있다고 하였고, 질식분만 후 산모의 골반저 근육의 빠른 기능회복과 복압성 요실금 예방을 위해서는 골반저 근육운동 프로그램이 필요하다고 하였다. 또한, 출산 후 약 6주가 경과 된 산모들을 대상으로 중등강도 이하의 근력 운동과 유산소성 운동을 12주 동안 적용하였을 때, 이들의 체구성과 체력이 긍정적인 상태로 변화한다. 그리고 분만 후 적절한 시기의 스트레칭과 걷기 운동이 산모의 전체적인 비만 관리에 도움을 준다.

제왕절개 여성과 정상 분만 여성의 전반적인 기능상태의 회복을 비교한 연구에서는 산후 6주 말에 전 대상자의 51%만이 신체적 에너지 수준을 회복하였다고 하였는데, 정상 분만의 경우 72%, 제왕절개분만의 경우 34%만이 산후 6주만에 출산 전의 신체적 에너지 수준으로 회복된 것으로 미루어 분만형태에 따른 기능상태 회복에 차이가 있음을 보고하였다. 그리고 신체활동 및 운동은 산후 체중증가와 관계가 있으므로 산후 체중증가를 막기 위해서는 분만 후 2개월 내 운동을 시작해야 한다.

질식분만 후 산모의 골반저근육의 빠른 기능회복과 복압성 요실금 예방을 위해선 골반저근육운동 프로그램을 고려해야 한다. 골반저근육운동은 횡문근과 수의근으로 구성된 항문거근과 외요도 괄약근의 긴장을 증진시키도록 고안된 운동이다. 그리고 근육의 탄력과 수축성을 증진시켜 골반근육의 정상기능을 촉진시키고, 골반 장기의 정상위치 유지와 복구를 도모하는 체계적인 근육운동을 말한다. 이외에도 분만 후 산모를 위한 다양한 운동프로그램이 국내외에서 소개되었다. 그러나 치골결합 분리를 가진 산모를 위한 운동프로그램은 국내외에서 소개된 바가 전무하다. 산모에게 운동이 보존적 치료로서 큰 역할을 함에도 불구하고 방사선적 변화에 치중한 나머지 치골결합 분리를 가진 산모를 치료함에 있어선 제외되었다.

요통과 골반통은 스칸디나비아 3국의 임산부에게 있어 흔한 증상이고 일상생활활동(ADL)에 영향을 미친다. 또한 임신과 관련된 골반통은 건강 관련 삶의 질을 저하시킨다. 임신과 관련된 요통과 골반통의 예방과 치료는 삶의 질, 공공보건비용과 생산성 측면에서 여성 자신과 자신이 속한 사회에 상당한 의미를 가진다.

임신과 관련된 골반통에 대한 물리치료의 첫 번째 목표는 정상적인 신체역학을 회복하는 것이다. 허리뼈-골반 안정화 운동(lumbo-pelvic stabilization)은 적절한 자세와 정상적인 근육의 기능 회복을 위한 운동이며, 가동기법(mobilization techniques)과 골반벨트 같은 보조기에 의해 이루어질 수 있다. 그러나 물리치료에 대한 효과는 아직까지 명확하게 증명되지 못했다.

치골결합 관절은 임신 중에 프로게스테론(progesterone)과 릴랙신(relaxin)에 의해 관절의 유연화가 발생하여 임신 10주부터 골반 관절이 이완되기 시작하여 만삭에 최대로 되었다가 분만 후 4주에서 12주 사이에 정상으로 되돌아온다. 이런 이유로 관절의 간격이 증가하고, 이러한 변화는 태아의 산도 통과를 용이하게 한다. 그러나 드물게 임상 증상을 유발할 정도의 병적 치골결합 분리가 발생하여 치료의 대상이 된다. 임신과 연관된 치골결합 부위의 생리학적 확장은 보통 적은 비율이고 증상이 없는 경우가 대부분이며, 분만 후 수개월 내 보통 회복된다. 그러나 드문 경우에 치골결합 파열이 분만 중 발생할 수 있으며, 그 간격은 보통 10mm 이상이고, 이 경우에 보통 합병증이 동반된다.

치골결합 분리의 원인으로 빠른 분만의 진행과 난산이 위험요인이다. 그리고 난산에 의해 분만 2기가 증가한다는 것은 속도의 개념이 아니라 에너지 양의 개념이다. 분만 진행이 지연됨에 따라 태아와 자궁에 의해 치골결합이 힘을 받는 시간이 늘어나 치골결합 분리를 야기시키는 에너지의 증가가 발생한다. 치골결합 분리에 있어서 특징적인 임상 증상은 통증, 부종, 불편감, 골반과 다리로의 방사통 등이며, 보행 장애, 엉덩이관절 운동 시 통증, 천장 관절의 통증 등이 나타난다.

분만 중 발생한 치골결합 분리에 대한 보존적인 치료로 측와위 상태로 초기안정을 취하고, 견인과 제한적인 골반복대를 사용함으로써 분리 간격을 감소시킬 수 있다. 초기 침상 안정기간은 분리부위의 불편한 정도와 연부조직을 포함한 분리 정도에 달려 있으며, 환자의 상태가 안정되어야 보행을 시작할 수 있다.

환자에게 운동치료를 시행하기 전 관절 간격이 줄었음에도 불구하고 기능적 능력에서 향상이 없었다. 그러나 약 2주간의 운동중재 개입 후, 환자는 통증과 기능적 측면에서 만족할만한 향상을 보였다. 환자의 경우 최종 방사선 검사에서 14mm까지 치골 관절 간격이 줄어들었고, 약 2주간의 운동치료 결과 기능적 능력도 약간의 도움을 받아 실내에서 30~40m 정도까지 독립적 보행이 가능한 정도까지 향상되었다. 그리고 치골결합 부위에 호소하던 골반통도 많이 감소되었다. 그러나 계단 오르기 등과 같은 운동은 불가능하였다. 치골결합 관절 간격과 관계없이 장기간의 관찰로 임상적으로 만족할 만한 결과를 보인 점으로 생각해 본다면 환자의 상태에 따른 적절한 운동치료의 중재는 반드시 필요하다. 이를 통해 출산 후 산모의 신체적 능력을 조속히 회복시키고 일상생활로의 복귀에 도움을 줄 수 있다. 앞에서 언급한 운동치료와 같은 보존적인 치료에 대한 전향적인 연구가 필요하며, 산모의 정신 · 사회학적 문제의 측면에서도 연구가 이루어져야 한다고 생각한다.

어떤 시각장애인

2014년 여름 즈음, 서울 성동구 구의역에서 있었던 일이다. 노약자와 장애인을 위한 전용 엘리베이터에 20대 여자가 타려 하자 60대 노인이 큰소리로 야단을 쳤다. 지팡이를 사용하던 이 노인은 왼쪽 다리가 불편해 보였다. '노약자 전용'이라는 글자가 안 보이느냐"며 여자를 꾸짖었고, 여자는 미안한 기색 하나 없이 서둘러 계단 쪽으로 발걸음을 옮겼다. 노약자와 장애인 등 교통 약자를 위해 지하철역에 설치된 전용 엘리베이터를 비양심적인 20~30대 젊은이들이 자주 사용하면서 정작 교통 약자들이 큰 불편을 겪고 있다. 최근엔 교통 약자를 위한 시설이 예전보다 잘 마련되어 있다. 그러나 우리의 사회의식도 그만큼 잘 지켜지고 있는지는 생각해 볼 일이다. 젊은이들이 타인을 배려하는 마음이 생기도록 교통 약자용 엘리베이터는 몸이 불편한 사람들에게 양보해야 하는 시설이라는 것을 명확하게 교육할 필요가 있어 보인다.

나는 당연히 평소에는 지하철역에 설치된 전용 엘리베이터를 이용하지 않는다. 그런데 정확히 2번 예외적으로 이용했던 적이 있다. 첫 번

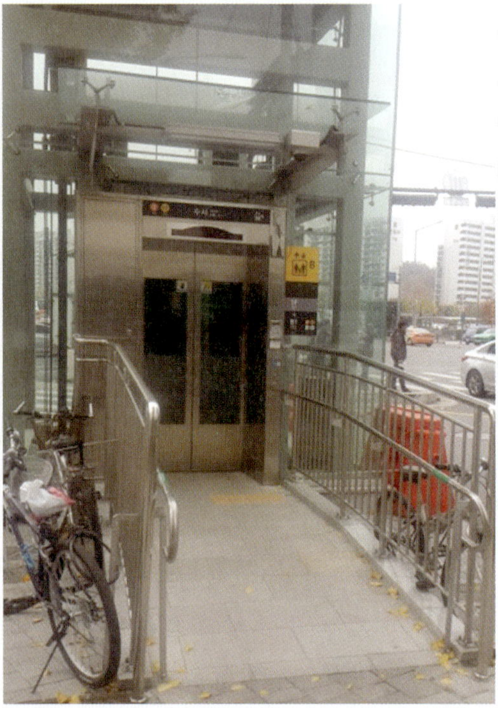

지하철역에 설치된 전용 엘리베이터

째는 눈 내린 겨울에 골프를 치다가 넘어지면서 발목이 접질러지고 오른쪽 발목의 바깥쪽 인대가 부분파열 되어 몇 달 동안 발목 보조기와 지팡이를 사용하여 걸어 다녔던 때였다. 발목을 접질려서 걷거나 계단 오르기가 불편했기 때문에 계단이 많은 지하철을 타야할 때는 어쩔 수 없이 눈치를 보며 전용 엘리베이터를 이용했다. 누구든 교통 약자가 될 수 있다고 스스로를 합리화하면서…. 참고로, 한쪽 다리가 불편해서 지팡이를 짚어야 할 때 많은 사람들은 어느 쪽 손으로 지팡이를 잡아야 하는지 헷갈려 한다. 정답은 불편한 다리의 반대편 손으로 잡고 사용하는 것

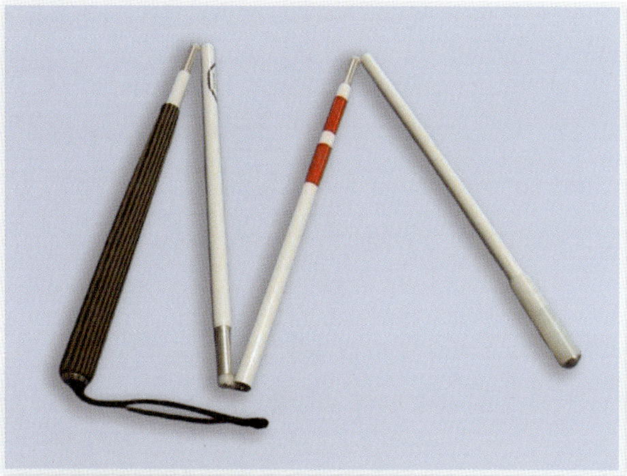

시각장애인용 지팡이

이다. 지팡이를 잡았을 때 팔꿈치가 30º 정도 굽혀지도록 지팡이 손잡이는 엉덩이 관절 높이로 맞추어야 한다. 그 이유는 몸의 자세를 바르게 유지하는데 도움이 되며, 지지면을 넓혀 균형을 유지하는데 유리하기 때문이다.

두 번째로 전용 엘리베이터를 이용한 것은 오리역에서였다. 대학 동창을 만나고 죽전역에서 오리역 방향으로 지하철을 타고 가는 중이었다. 내가 타고 있던 칸에는 10명 정도의 승객이 앉아 있었다. 휴대폰으로 일상적인 뉴스를 보다가 뒷목이 아파서 고개를 들어보니, 앞자리에 40대 초반의 여자 승객이 선글라스를 끼고 무릎 위에 짧은 막대기를 올려놓은 채 앉아 있는 것이 보였다. 막대기는 시각장애인용 접이식 지팡이였다. 그 승객은 시각장애인이었던 것이다. 보호자 없이 복잡한 지하철을 이용하는 시각장애인을 처음 본 것 같았다. 곧 오리역 도착을 알리는 안내방송이 나오자 그녀는 지팡이를 펼쳐 바닥을 짚고 일어나서 더

듬더듬 출입문 쪽으로 가서 섰다. 나도 버스로 갈아타려면 내려야 해서 자리에서 일어난 후 그녀 뒤에 서 있었다. 지하철이 정차하려는 순간 크게 덜컹거렸고, 그녀는 균형을 잃으며 뒤에 서 있던 내 쪽으로 몸이 기울어졌다. 나는 반사적으로 넘어지지 않도록 그녀의 팔을 잡아주었고, 당황한 그녀는 고맙다고 인사를 건넸다. 출입문이 열리고, 지팡이를 짚으며 위태롭게 걸어가는 그녀 뒤를 따라 걸었다. 혼자서 외출하는 것이 익숙치 않아 보였고, 바쁘게 발걸음을 옮기는 승객들도 꽤 있어서 부딪치면 자칫 위험한 상황이 일어날 것만 같아 안타까운 마음이 들었다.

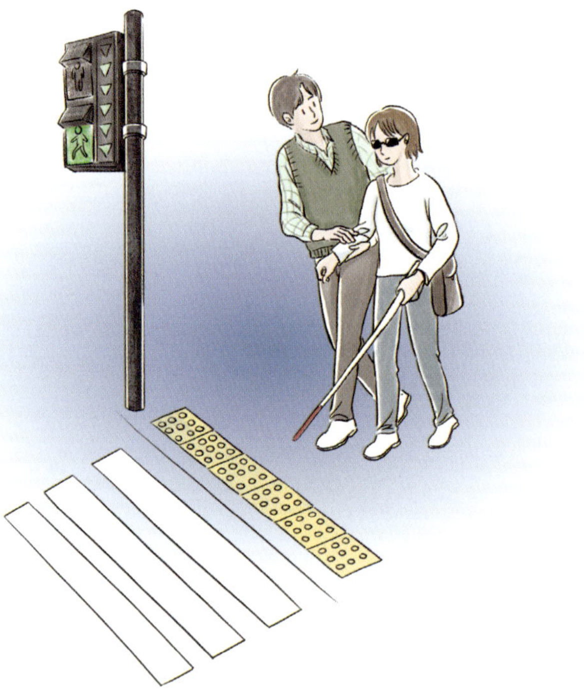

시각장애인을 보조하며 걸을 때에는 팔꿈치를 잡고 보조해주어야 한다.

선한 사마리아인법이 만들어진 건 인간의 도덕적 의무를 강제하기 위한 것이다. 이 법은 타인이 응급상황이나 위험에 처한 것을 인지했을 때 자신이나 제삼자가 위험해지지 않는데도 타인을 위험으로부터 구조하지 않은 사람을 처벌하는 법이다. 물론 우리나라에서는 적용하지 않지만 남을 돕다가 오해를 사거나 낭패를 보는 일이 종종 있기 때문에 선뜻 도움을 주려 나서기가 어렵다. 잠시 망설이다가 그녀에게 다가가서 말을 걸었다. "사람들이 많아서 위험하니, 제가 도움을 드려도 될까요? 어디까지 가세요?" 그녀는 살짝 놀란 듯이 보였지만 이내 침착하게 환승 버스 정류장까지 간다고 했다. 내 팔을 잡도록 한 후 그녀와 함께 전용 엘리베이터를 타고 지하철 출입구에서 가장 가까운 버스정거장까지

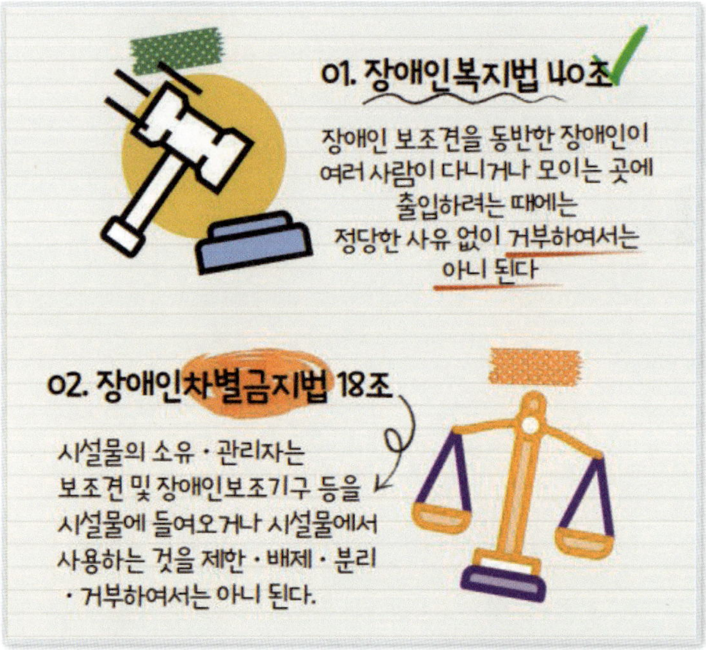

안내해주었다. 대학 다닐 때 다양한 봉사활동을 해 본 경험이 있는 터라, 시각장애인 안내 수칙 몇 가지는 알고 있었다. 내 갈 길을 가기 전에 그녀에게 조언했다. "지하철에서 혼자 걷기엔 위험할 수 있으니 항상 보호자와 같이 다니세요."

같이 있던 내내 별다른 말이 없던 그녀는 어색한 미소를 지으며 말했다. "저는 시각장애인은 아니고, 시각장애인학교에서 어린 학생들을 가르치고 있어요." 그러나 그녀의 시력도 선천적인 장애로 인해 일반인에 비해서 좋지는 않다고 했다. 평소에 시각장애인 학생들이 겪는 일상에서의 불편과 경험을 이해하기 위해 며칠 동안 계획하고 연습해서 나왔다고 했다. 가만히 보니, 선글라스에 가려진 그녀의 양쪽 눈이 테이프

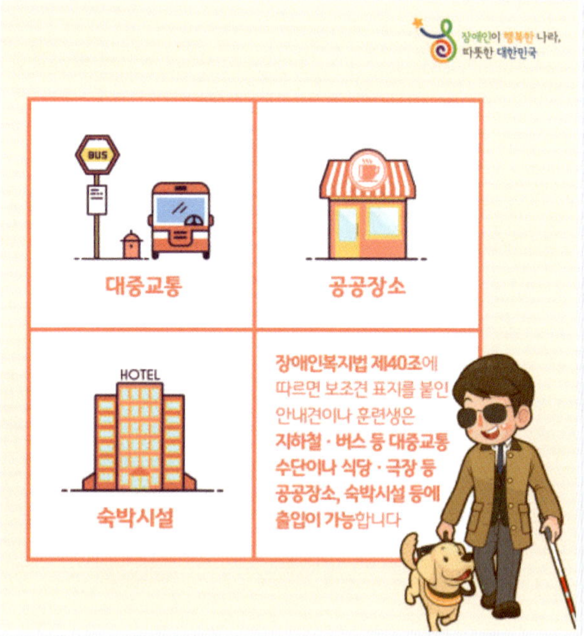

로 가려져 있었다. 그녀는 계속 말을 이어갔다. "집에서 여러 번 연습할 때는 자신이 있었는데, 실제 체험해보니, 너무 두렵고 어렵네요. 다음에는 더 연습해서 남의 도움 없이 혼자 해내고 싶어요." 그녀의 말을 듣고 내 얼굴은 부끄러움으로 벌겋게 달아올랐다. 빨리 자리를 피하고 싶은 마음 뿐이었다. 내가 대학에서 학생들을 가르치면서 항상 강조해서 한 얘기가 있었다.

"졸업 후 병원에서 환자를 대할 때, 내 입장이 아닌 환자 입장에서 생각하고 판단해야 그들이 원하는 진정한 재활을 이룰 수 있다."

그러나 그런 말을 했던 나는 어땠는지 내 자신에게 물어봤다. 정작 학생 입장에서 생각하고 그들을 진심으로 이해하려고 노력했던가? 지금도 공허한 말만 되풀이하고 있는 건 아닌지…. 말이 아니라 행동으로 보여주며 살아가야 한다.

"Give me more!"

2015년 2월 중순, 개강을 보름 정도 앞두고 강의 준비에 바쁘던 내게 코어운동과학회에서 연락이 왔다. 당시 재활 초음파영상(rehabilitative ultrasound imaging, RUSI)으로 세계적 권위자였던 인도 출신의 물리치료사에게 코어근육과 근육뼈대계 초음파를 배우는 연수였다. 기간이 다소 길어서 선뜻 결정하지 못하고 망설였다. 그러던 중에 평소 알고 지내던 교수님이 함께 가자고 권유를 하시길래 못 이기는 척 참석하기로 했다. 마침내 싱가포르로 7일 동안 연수를 갔다. 연수장소는 복부와 척추 주위의 깊이 위치한 작은 근육들의 수축을 실시간으로 관찰하고, 시각적 되먹음을 활용하여 근육 재교육(bio-visual feedback exercise training)에 도움을 줄 수 있는 특별한 장비가 있는 클리닉이었다. 연수를 통한 풍부한 임상경험과 현장감 있는 교육으로 학문적 · 임상적으로 크게 도약할 수 있으리란 기대에 한편으로는 마음이 두근거렸다.

초음파영상을 이용하여 우리 몸의 중요한 근육의 형태를 분석하고 실습하는 과정은 자세교정과 근육강화를 위하여 환자와 일반인, 운동선수들 모두에게 꼭 필요하다. 특히, 4가지 핵심 코어근육인 골반저근육, 가로막, 배가로근, 뭇갈래근의 형태와 수축에 대하여 이해하는 것은 모든 동작과 일상활동에 관한 기능 재활에 필수적이다.

인천공항에서 6시간의 비행 끝에 싱가포르 창이국제공항에 저녁 늦게 도착했다. 피곤한 몸과 무거운 캐리어를 끌고 숙소에 가자마자 바로 침대에 누웠다. 숙소는 클리닉이 위치한 오차드 거리(orchard road)에서 꽤 떨어져 있는 비즈니스형 이비스 호텔(ibis hotel singapore novena)이었다. 다양한 나라의 음식을 조식으로 맛볼 수 있었던 점이 인상

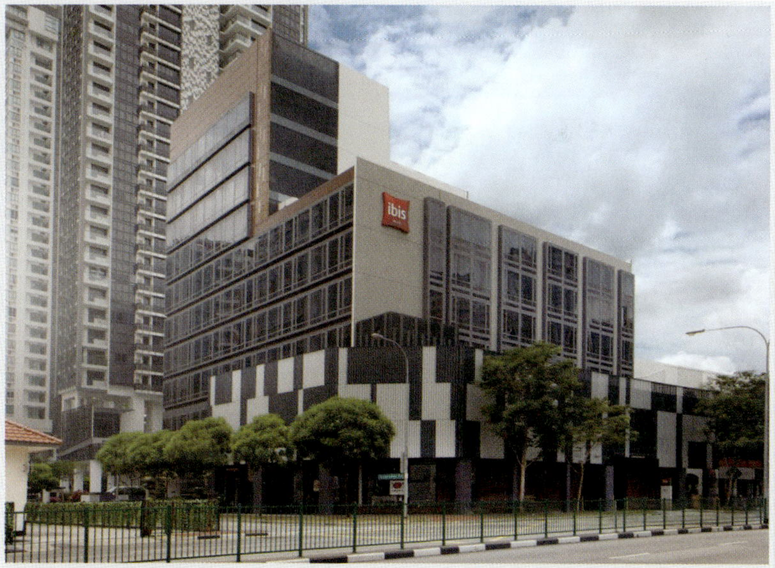

싱가포르 이비스 호텔

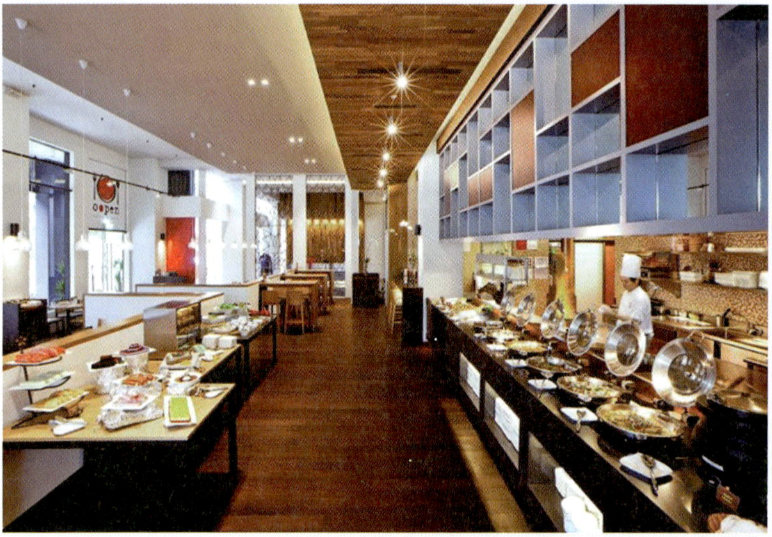

싱가포르 이비스 호텔

적인 조용한 곳이었다.

오랜 비행과 이동으로 몸은 무거웠지만 낯선 장소와 새로운 학문에 대한 궁금증으로 설레였는지 아침 일찍 눈이 떠졌고, 곧바로 연수 장소로 향했다. 연수 장소인 physio asia therapy centre는 싱가포르 오차드 거리에 위치한 국제빌딩의 3층에 있었다. 인도 국적의 물리치료사 2명, 호주 국적의 물리치료사 1명, 싱가포르 국적의 물리치료사 1명과 직원 2명이 근무하고 있는 근육뼈대계 환자를 주로 치료하는 센터였다. 참고로 싱가포르의 의료비는 비싼 편인데, 1인당 국민소득이 한국에 비해 2배 이상(6만 달러, 2020년 기준)이기 때문에 고가의 치료비용에 대한 불만은 적은 편이다. 그리고 수요에 비해 싱가포르 내에서 배출하는 물리치료사의 수가 크게 부족한 관계로 인도나 호주 출신의 물리치료사가 많다고 한다. 참고로 평균 연봉도 한국보다 2배 정도 높다고 한다. 그러나 개인적으로 물리치료사의 실력은 우리나라가 아시아에선 최고라고 생각한다.

4일간 아침 9시에서 저녁 6시까지 매일 8시간씩 이곳에서 연수교육을 받았고, 6일째 날에는 한국으로 돌아왔다. 교육 일정은 다음과 같았다.

2일차: 골반바닥근육(pelvic floor muscle)(09:00~17:00)

3일차: 골반바닥근육과 배가로근(transverse abdominal muscle)(09:00~17:00)

4일차: 뭇갈래근(multifidus muscle), 초음파피드백 장비(PBU: lumbar)(09:00~17:00)

5일차: 초음파피드백 장비(PBU: cervical)(09:00~17:00)

교육은 주로 인도와 호주 출신 물리치료사에 의해 빡빡한 일정으로 진행이 되었다. 같은 공간에서 매일 교육이 이루어지고, 외출과 관광이 거의 없어서인지 어떨 때는 이곳이 한국이 아닌가 착각할 정도였다.

연수를 목적으로 갔지만 대부분의 사람들이 그렇듯이 나 또한 공부보다는 이색적인 경험이 더 기억에 남는다. 바로 싱가포르 맛집 투어였다. 싱가포르 음식은 지역의 특성상 다민족의 다양한 먹거리가 융합되어 맛있기로 유명하다. 직접 경험한 현지식과 맛집을 교육 일정에 따라서 소개해 본다. 싱가포르의 음식에 관심이 있거나, 맛집 방문을 계획하고 있는 분에게 도움이 되기를 바라면서….

둘째 날, 야쿤카야토스트(Ya Kun Kaya Toast)와 인도커리를 맛보았다.

싱가포르에서 아침식사를 간단히 할 수 있는 곳으로 야쿤카야토스

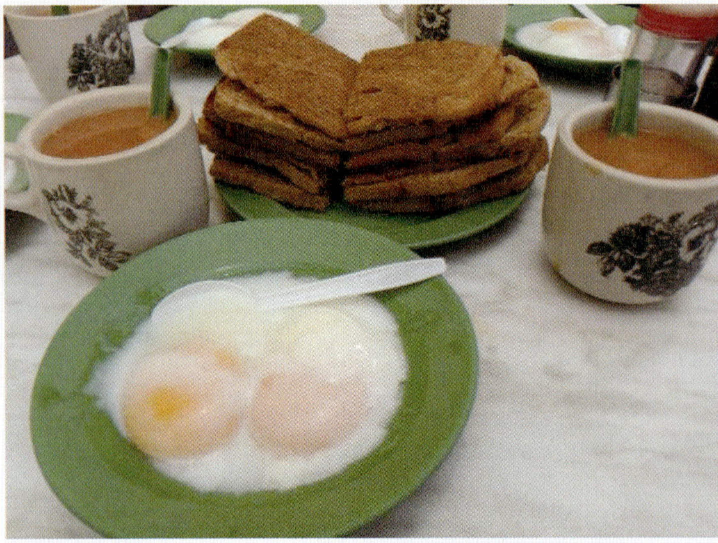

카야토스트 세트메뉴

트가 있다. 항상 아침은 호텔에서 조식을 먹거나, 클리닉 인근에 위치한 토스트 전문점에서 먹었다. 카야토스트 세트메뉴를 주문했는데, 카야잼과 버터가 들어가 있는 과하게 구운 듯한 토스트와 반숙란 2개, 한잔 가득히 채워진 진한 커피가 나왔다. 미국식 블랙퍼스트(breakfast)와는 다르게 동양적인 조합으로 보였다. 빵에 발라진 카야잼은 그냥 먹어도 독특하고 맛있었지만, 소스와 반숙란에 찍어 먹는 방법을 추천한다. 상상하지 못했던 다양하고 새로운 맛을 느낄 수 있을 것이다.

점심은 인도사람이 많이 사는 지역인 리틀 인디아(little india)에 있는 Khansama Tandoori Restaurant에서 먹었다. 2월 말인데도, 낮 기온이 30℃에 가까울 정도로 더운 날씨였다. 아마도 선생님 두 분이 모두 인도사람이었기 때문에 전통 음식을 소개해 준 것 같다. 음식점이 위치

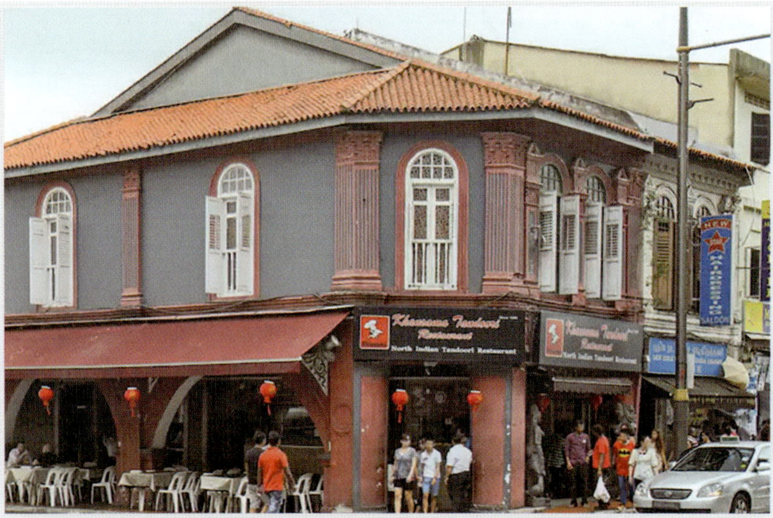
North Indian Tandoori Restaurant
North Indian Tandoori Restaurant

리틀인디아

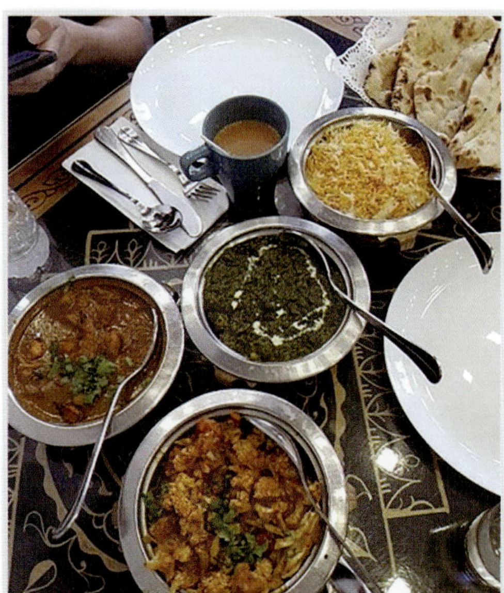

인도커리

한 시장거리는 이마에 동그란 연지를 찍은 여자와 하얀색 전통 옷을 입은 남자들로 북적거렸고, 여러 가지 소리로 시끌벅적했다. 다양한 종류의 커리(curry) 요리를 주문해서 먹었는데, 한국에서 먹던 카레와는 맛과 풍미가 확연히 달랐다. 특히, 강한 향신료에 적응하기는 조금 힘들었다. 내 취향에는 어릴 때부터 먹던 한국식 카레가 훨씬 맛있는 것 같았다.

셋째 날, 푸드코트(food court)인 '푸드 리퍼블릭'에서 치킨라이스를 맛보았다.

연수교육 후에 싱가포르 랜드마크 중의 하나인 마리나베이 샌즈 호텔을 방문했다. 우리나라 건설사인 쌍용에서 지은 건물로, 많은 여행자들이 필수로 방문하는 곳이다. 특히, 호텔 주변을 산책할 때 보이는 시티뷰가 무척 아름다웠다. 싱가포르는 먹거리의 천국답게 거리에 푸드코트가 많았고 음식 또한 매우 다양했다. 푸드코트에서는 비교적 저렴한 가격으로 인도, 중국, 일본, 한국, 말레이시아, 동남아 음식을 맛볼 수 있었는데, 가끔 비빔밥으로 한국 음식에 대한 그리움과 허기를 달랠 수도 있었다.

점심식사는 주로 싱가포르 사람들에게 인기가 높은 푸드코트 체인인 '푸드 리퍼블릭(food republic)'을 이용했다. '푸드 리퍼블릭'은 토스트박스와 딘타이펑 등을 소유한 브래드톡 그룹에서 운영하는 곳이다. 현지 사람들이 자주 찾는 로컬 음식을 한데 모아 세련된 분위기에서 식사를 할 수 있다.

싱가포르를 방문하는 한국 사람들은 대부분 선택하지 않는 음식이지만, 실제로 현지인들은 치킨라이스(chicken rice)를 소울푸드로 생각한다. 마치 우리나라의 백숙처럼 나오는 치킨라이스가 내 입맛에는 잘 맞았다. 밑에 뿌려진 소스와 함께 부드럽고 촉촉한 치킨 살을 먹으며,

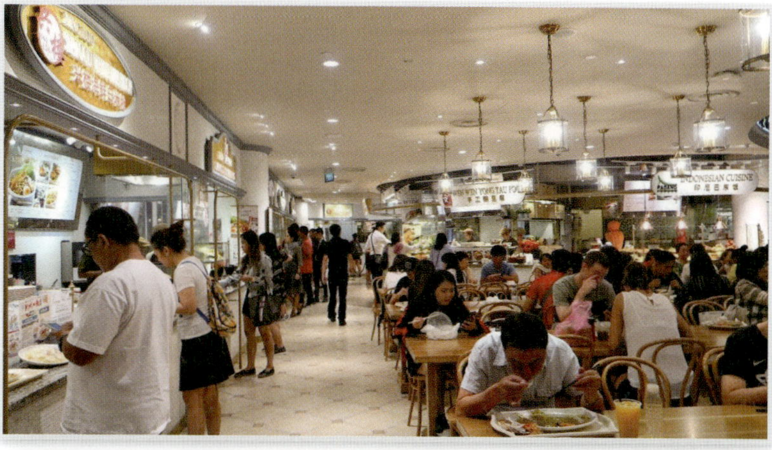

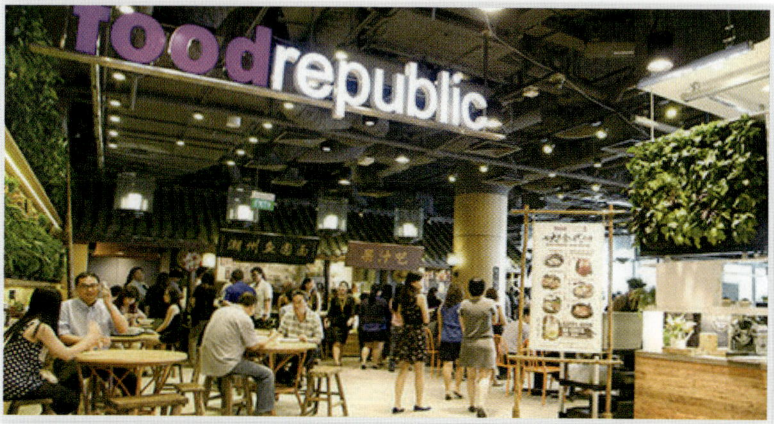

푸드코트 체인 '푸드 리퍼블릭'

메뉴 선택을 잘 했다는 생각을 했다. 함께 나오는 라이스는 맨밥 같아 보였지만, 실은 치킨소스로 조리된 것이었다. 치킨 살과 함께 먹으니 잘 어우러져서 이국적인 맛이 났다.

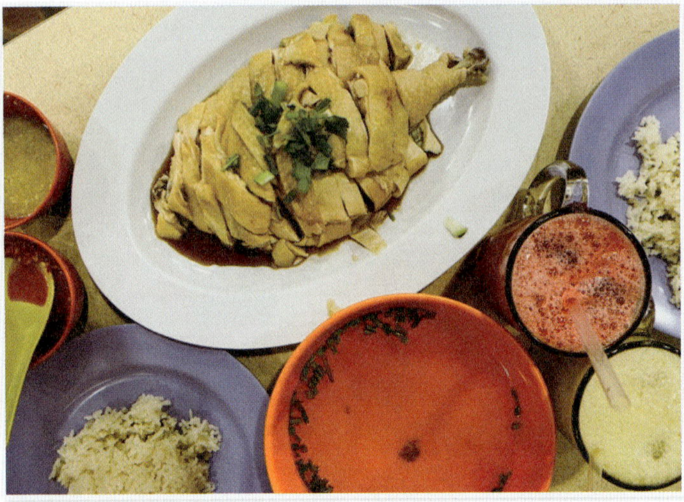

치킨라이스

넷째 날, 칠리크랩(chili crab)을 먹었다.

오후 5시에 실습을 마치고 저녁을 먹으러 클락키(Clarke Quay)로 이동했다. 클락키는 해가 질 무렵에 시티뷰를 즐기러 사람들이 자주 찾는 곳이다. 키(Quay)는 배를 댈 수 있는 '부두'란 뜻이다. 운치 있는 리버보트를 타고 데이트를 즐기기에 좋아서 현지의 젊은이들에게 유명한 곳이다. 우리 일행도 싱가포르 강을 따라 리버보트를 타고 가면서 선선한 바람에 더위를 식히고 연수로 인한 스트레스도 풀었다. 그리고 리버사이드를 따라서 200m 정도 이어지는 식당가의 이국적인 정취에 흠뻑 빠져 잠깐 동안의 휴식을 맘껏 즐겼다.

현지 사람들이 대표 음식으로 추천하는 칠리크랩을 먹으러 클락키에 위치한 음식점인 '점보 시푸드(Jumbo Seafood)'로 갔다. 예상대로 칠리크랩은 달콤하고 매콤하여 우리가 먹기에 적당했다. 음식이 신선하

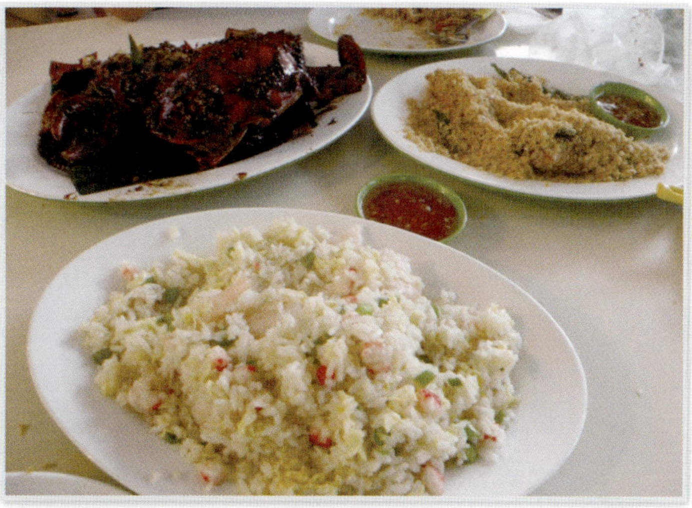

칠리크랩과 볶음밥

기도 했지만, 볶음밥이나 빵을 곁들여 먹으니 더욱 풍부하고 새로운 맛을 느낄 수 있었다.

다섯째 날, 바쿠테(Ba Kut Teh)를 맛보았다.

연수교육 마지막 날이었다. 다음날 오전에 귀국 비행기에 오를 예정이어서 싱가포르에서의 마지막 저녁식사는 한국 사람 입맛에 잘 맞고 가장 좋아할 만한 음식으로 정했다. 바로 바쿠테였다. 우리나라 갈비탕과 비슷한 음식이다. 이걸 먹으러 클락키에 위치한 '송파 바쿠테'라는 음식점에 갔는데, 현지인들도 많이 오는 곳이라고 한다. 돼지 갈비뼈를 여러 재료와 함께 푹 고아 만든 음식으로 모닝글로리와 먹으면 좋다. 싱가포르 여행으로 지친 기력을 회복하는데 도움이 되는 보양식이란 생각이 들었다.

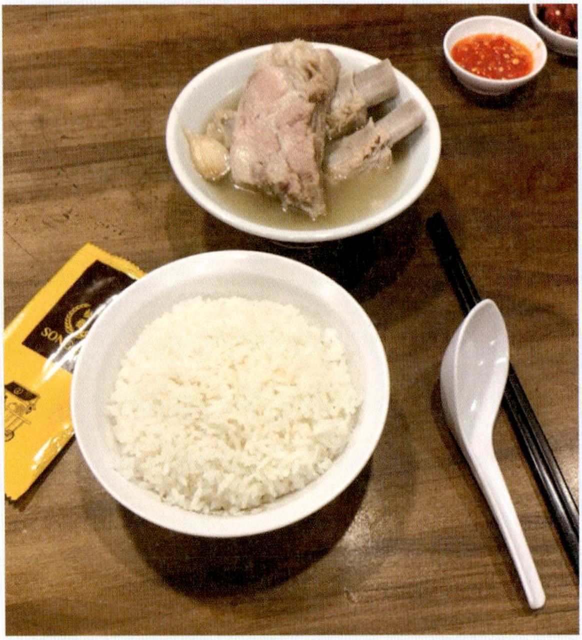

바쿠테(Ba Kut Teh)

우연히 넷플릭스에서 싱가포르 음식을 소개하고 있는 다큐멘터리("Somebody feed Phill")를 보았다. 프로그램 마지막에 싱가포르 음식에 매우 만족해하던 덩치가 큰 사회자가 3개의 단어로 싱가포르 음식을 표현했다. "Give me more!"

세사재심(世事在心)

요즘 지방에 있는 대학들은 저출산(低出産)으로 인한 입학자원의 부족으로 운영에 어려움을 겪고 있다. 그래서 고등학생을 대상으로 한 홍보에 사활을 건다. 2015년 6월, 고3 학생을 대상으로 한 입시 면접 특강을 의뢰받아서 용산고등학교에 방문할 기회가 있었다. 이른 무더위로 연신 이마에 흐르는 땀을 닦아내며 서둘러 갔다. 생각보다 일찍 도착해서 시간이 꽤 많이 남아 있었다. 학교 정문 건너편에 있는 작은 커피숍에서 아이스커피로 더위를 식히던 중, 근처에 초등학교 3학년 시절 1년 정도 다녔던 삼광초등학교가 있다는 사실이 머릿속에 떠올랐다. 옛 추억에 둘러보기로 작정하고, 기억을 더듬어가며 과거에 책가방을 메고 다녔던 오래된 골목길을 이리저리 걸어서 갔다.

삼광초등학교는 100년이 훌쩍 넘는 오랜 역사를 가진 학교이다. 1919년 4월 1일 '삼판심상소학교'란 이름으로 처음 개교하였고, 이후 1945년 11월 1일 6학급의 '삼광초등학교'로 개명되어 오늘에 이르고 있다. 운동장 한구석에는 100년도 넘어 보이는 커다란 버드나무 한 그루

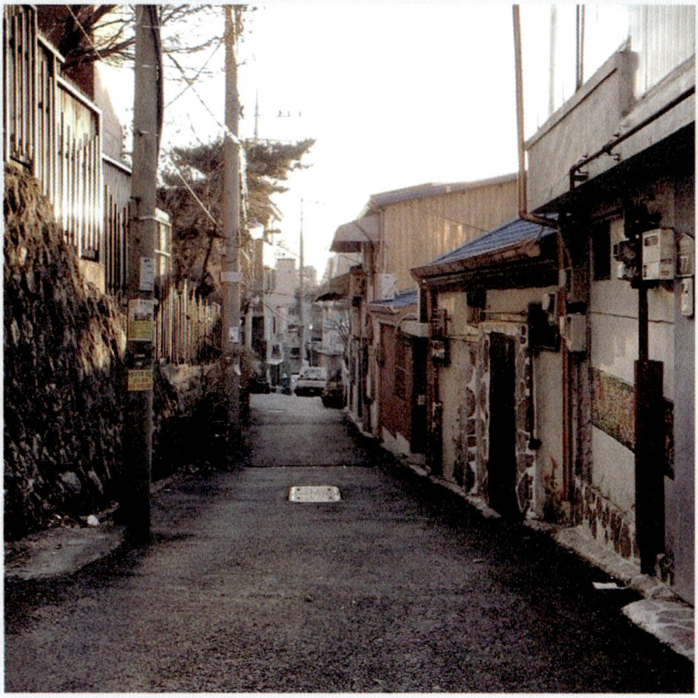

후암동 골목길 전경

가 위풍당당하게 서 있다. 그러나 내 기억에는 그저 여름이면 송충이가 너무 많아서 근처에도 가지 않았던 나무일 뿐이다. 그리고 본관 앞에는 100년도 넘게 학교를 지키며, 한국전쟁의 역사를 말하듯이 총탄 자국까지 있는 정자나무가 있다. 1978년 여름에는 교내에 있던 실외수영장에서 튜브를 이용해 수영을 배우고 킥보드를 타는 수업도 있었다. 당시엔 서울에서도 대형 야외수영장이 타워호텔과 워커힐 호텔 등 특급 호텔 몇 군데 밖에 없던 시절이었다. 과연, 실외수영장이 있던 초등학교가 전국에 몇 군데나 있었을까?

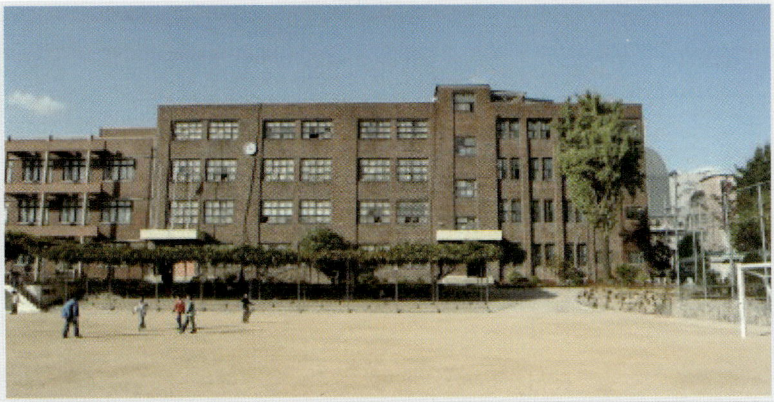

삼광초등학교 본관

초등학교 3학년 때 부모님과 동생은 경찰공무원에서 소방공무원으로 옮긴 아버지를 따라서 입주가 시작된 잠실주공아파트로 이사를 했다. 그리고 나는 3학년을 마칠 때까지 해방촌 옆 후암동 한 골목에서 작은 구멍가게를 운영하시던 외조부모와 살았다. 성격이 내성적이고, 공교롭게도 혈액형도 A형인 나는 반에서 가장 조용한 아이 중 한 명이었다. 선생님의 질문에 답하려고 모두 손을 들어도 나는 손 한 번 들지 않았다. 설사 답을 안다고 해도 부끄러워서 절대 손을 들지 않았다. 나는 항상 아침에 일찍 일어났고, 다른 아이들보다 1시간 정도 일찍 등교했다. 외할아버지는 말렸지만, 경비아저씨가 출입문을 열어주는 7시 30분이면 항상 교문에 도착했다. 어떤 이유가 있어서가 아니라 남들보다 일찍 교실에 들어가야 마음이 편했고, 당연히 그래야 하는 줄 알았다.

우리 반 담임선생님은 평범한 중년의 아줌마처럼 소탈해 보이는 분이셨다. 학교를 떠나고 20년 정도가 지난 1997년 어느 날, 식당에서 밥을 먹다가 우연히 TV에서 나오는 공익광고를 봤다. 가만히 보니 초등학

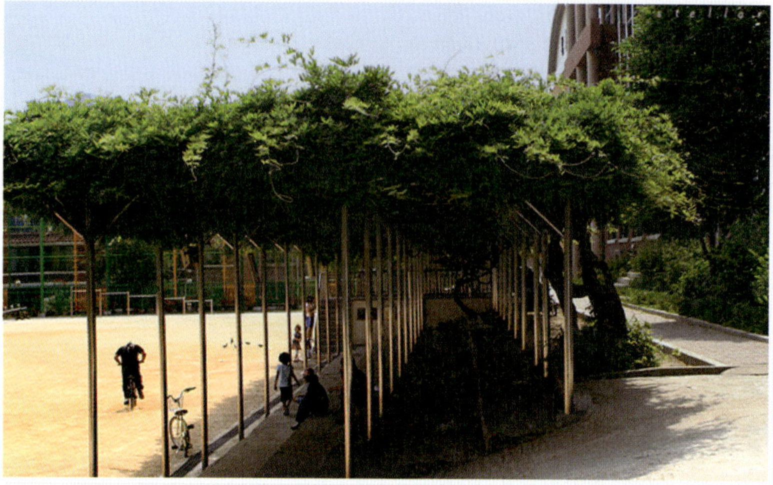

삼광초등학교 등나무

교 3학년 때 내가 다니던, 우리 반 담임선생님이 아닌가? 잊고 지내던 그 당시를 돌이켜보면, 내게 큰 영향을 주셨던 고마운 선생님이었다. 평범했지만 특별했던 선생님에 대해 추억해본다.

"기본이 바로 서야 나라가 바로 섭니다." 서울의 삼광초등학교에 재직하시던 이옥례(李玉禮, 여) 선생님은 1999년 당시 65세의 나이로 49년간의 교직 생활을 마감하고 정년퇴직하신 분이다. TV 공익광고 모델로도 잘 알려져 있다. 국내 교단생활 최장수기록을 가진 선생님에게는 퇴직과 함께 국민훈장 모란장이 수여되었다.

16세 때인 1950년 5월 1일 고향인 순천시 중앙초등학교에서 처음 교직 생활을 시작해 초등학교 평교사로서 가장 오랫동안 교단에 섰다. 선생님의 최장 평교사 근무기록은 앞으로도 십대 교사가 나오지 않는 한 깨지지 않을 거라고 한다. 선생님은 49년 동안 학생들을 가르치면서

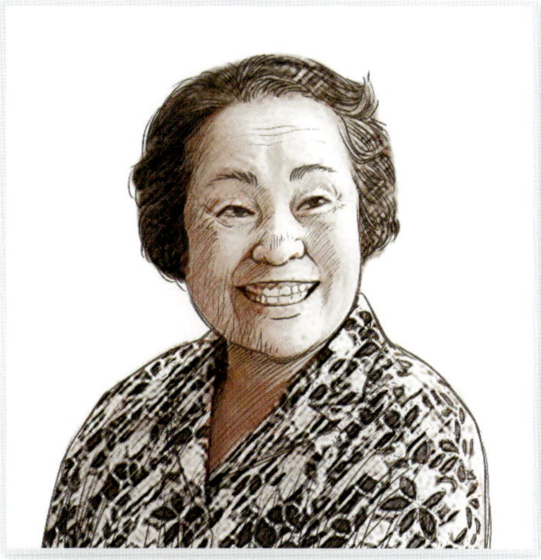

故 이옥례 선생님

도 스승의 날에는 오히려 학생들에게 사탕과 초콜릿을 선물하는 자상한 분이었다. 그러나 내 기억엔 어머니 같은 모습과 함께 무섭게 혼내는 호랑이 같은 모습이 동시에 남아있다. 선생님은 TV 공익광고에 출연해서 받은 500만 원과 연말상여금 100만 원을 결식아동을 위해 아낌없이 내놓았다.

또한 평생 모은 '행운의 상징'인 네 잎 클로버를 종이에 붙이고 '세사재심(世事在心: 세상 일은 모두 마음에 달렸다)'이라는 낙관을 새긴 뒤, 코팅 처리한 책갈피를 학생들에게 나눠주기도 했다. 선생님은 "어린이와 함께 보낸 평생이 너무나 행복했다."고 말하면서 "섭섭하기도 하지만 학생들에게 존경받는 선생님으로 남게 되길 바란다."며 교단을 떠나는 소감을 밝혔다. 선생님은 교감이나 교장 선생님이 될 수 있었지만, 스스로 아이들 옆에 있기 위해 평교사로서 평생 근무하셨다(중앙일보,

1999).

늘 아침에 일찍 일어나서 책가방을 메고 학교에 가던 1978년 어느 날, 선생님은 나를 교무실로 불러서 심각한 얼굴로 물으셨다. 선생님은 무표정한 내 얼굴을 보며 "집에 문제가 있니?", "부모님이 때리니?" 라며 걱정스럽게 물었다. 아마도 내가 집안 문제로 일찍 학교에 오는 줄 아셨나 보다. 결국, 나중에 외할아버지와 직접 만나셨고, 특별한 문제가 없다는 것을 확인한 선생님은 나를 다시 불렀다. 그리고 지난번과는 달리 대견하다는 듯 미소 띤 얼굴로 내 머리를 쓰다듬으면서 칭찬하셨다. "참 좋은 습관을 가지고 있구나. 부지런하면 나중에 뭐든 될 수 있단다."하면서 칭찬해 주셨다. 초등학교 3학년을 마치고, 부모님이 계시던 잠실로 가기 전까지, 난 선생님의 칭찬을 뿌듯해하며 날마다 일찍 학교에 갔다. 하루도 빼먹지 않고!

지금도 유일하게 기억하는 그 시절의 칭찬 한마디! 난 그 이후로 지금까지 어디에서 무엇을 하든지, 남보다 항상 일찍 일어난다. 그리고 차분히 하루 일정을 준비하고 시작한다. 1994년부터 2010년까지 병원에 근무할 때도 제일 먼저 출근해서 차트 정리와 논문 작성을 했었고, 대학교에서 학생들을 가르치는 지금도 아침 7시 전에 출근해서 하루 일을 준비한다. "선생님, 감사합니다. 선생님 덕택에 나의 미래를 결정할 기회를 가졌고, 부지런한 사람이 되었습니다. 영원히 잊지 않겠습니다."

척수성 근위축증과 성경 필사노트

2019년 6월. 이전 직장인 강남세브란스병원에서 일할 때, 물리치료실 실장이셨던 류○○ 선생님을 만나 오랜만에 저녁식사를 같이 하기로 했다. 류○○ 선생님은 평소 의리가 있고 정력적으로 활동하는 강한 남자로 나이를 막론하고 모든 여성들에게 인기가 많았다. 그러나 2015년 명예퇴직을 하시고, 지금은 파킨슨병으로 예전처럼 왕성하게 활동하지는 못하신다. 병원에 입사했을 때부터 퇴사할 때까지 오랫동안 함께 지내기도 했고 항상 많은 관심과 도움을 주셨던 분이라 만남이 기대되어 살짝 두근거렸다. 선생님 고향이 전라도 광주여서 예전부터 전라도 색채가 짙은 음식점에서 자주 만났다. 그날도 어김없이 서대구이, 홍어보쌈 등을 잘하는 역삼동에 있는 음식점이 약속 장소였다. 일찍 서둘러 나선 덕분에 퇴근 시간의 혼잡 속에서도 나는 늦지 않고 거의 정시에 도착했다. 문을 열고 들어가니, 병원을 퇴직하고서 처음 뵙는 이○○ 씨가 류선생님과 나란히 앉아 있었다. 이○○ 씨는 물리치료실에서 모르는 사람이 없었다. 왜냐하면, 척수성 근위축증으로 거

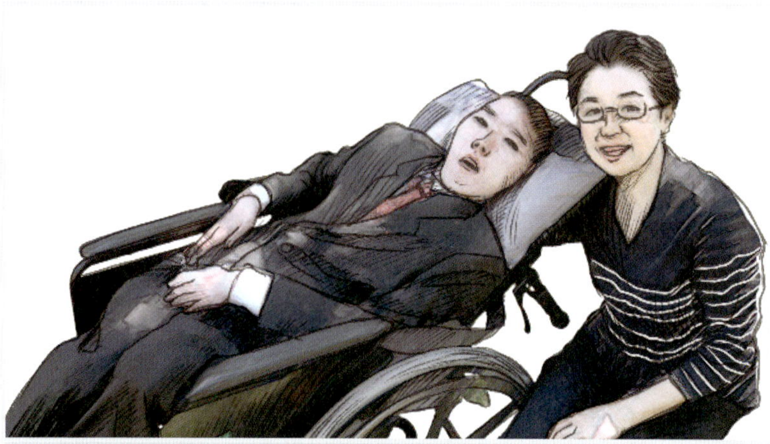

척수성 근위축증 환자인 신○○군과 어머니

동이 불편한 아들 신○○ 씨의 치료를 위해 20년 정도 계속해서 물리치료실을 방문하고 계셨기 때문이다.

이○○ 씨의 아들 신 씨(39)는 희귀성 근육병의 하나인 '척수성 근위축증(spinal muscular atrophy, SMA)' 환자이다. 신 씨는 2002년 연세대학교 컴퓨터과학과에 진학해서 휠체어에 앉은 채 눈동자의 움직임으로 컴퓨터를 다루는 '안구 마우스'와 화상 키보드 같은 IT(정보기술) 장비의 도움으로 어렵게 공부한 끝에 무사히 졸업했다. 그래서 언론매체에 장애극복 사례로 여러 차례 소개되었고, '연세대 호킹'으로도 불렸다.

척수성 근위축증은 척수 및 연수에 있는 운동신경세포의 변성에 의하여 전신의 근 위축과 약화를 일으키는 병이다. 손과 발에서 근 위축이 시작되며, 점점 침범되어 목 근육과 몸통 근육도 약화된다. 근육약화는 대칭성으로 나타나고, 얼굴과 혀 근육도 침범되어 기능이 떨어지게 된다. 그리고 척추 근육의 약화로 척추후만증과 척추측만증이 유발된다.

상지와 하지의 힘줄 반사(tendon reflex)가 약해지며, 바빈스키 반사(Babinski reflex)는 음성으로 나타난다. 병의 진행이 길며, 조기에 사망하는 일은 드물다. 척수성 근위축증의 특별한 치료법은 없으며, 지속적인 운동치료를 포함한 재활치료를 받아야 한다. 근 약화로 인한 몸의 변형과 구축을 예방하고, 기능 장애를 줄이기 위해 관절가동범위 운동과 유연성 운동, 근력 운동을 포함한 다양한 물리치료를 해주어야 한다. 진행됨에 따라서 폐 근육이 약화되므로 호흡기 감염과 폐렴에 노출되기 쉽다. 따라서 호흡능력을 향상시키기 위한 기구를 사용하고, 필요에 따라서 기관절개술을 시행하기도 한다.

중증 진행성 질환이지만 최대한 신체기능을 유지하기 위해 재활치료를 꾸준히 해야 하며, 기관절개 대신, 1990년대 말 강남세브란스병원

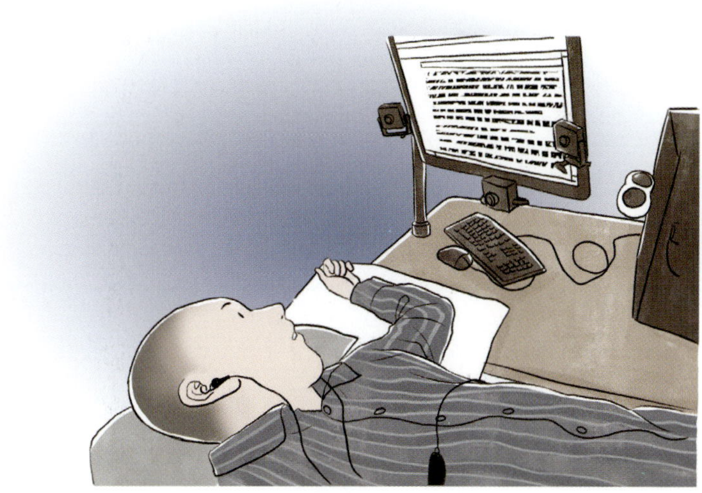

안구인식 장비를 이용하여 컴퓨터 작업을 하는 신○○군

에서 국내 최초로 시작한 인공호흡기를 이용한 호흡재활 치료로 인해 이전에 비해 크게 삶을 연장시킬 수 있게 되었다(서울대학교병원).

신 씨가 처음 언론에 알려진 계기가 있다. 2004년 9월 25일, 미국 방문 중 중태에 빠졌던 신 씨는 당시 러포트 한미연합사령관과 함께 미군 특별수송기를 타고 서울공항으로 귀국해 언론에 크게 보도되었다. 신 씨의 지인을 통해 안타까운 소식을 접하게 된 러포트 사령관은 마침 워싱턴에서 있던 회의 기간에 만난 당시 국방장관이었던 럼즈펠드(Rumsfeld)에게 LA 인근 병원에서 인공호흡기를 장착한 대학생을 서울로 데려가고 싶다고 했고, 럼즈펠드는 "그렇게 좋은 일 하면서 나한테 물어볼 필요 있나. 의회에서 뭐라 그러면 내가 책임지고 그 경비를 내겠다."라고 말했다는 일화가 있다.

우리 일행은 한참을 웃고 떠들며 대화했다. 갑자기 독실한 기독교 신자인 이○○ 씨가 차가운 소주를 잔에 가득 따라서 단번에 들이키는 것이었다. 그리고는 그녀 특유의 차분하고 단호한 어조로 가슴 깊이 간직했던 말을 이어갔다. 거의 40년간 자신과 아들이 겪은 파란만장한 사연과 삶의 마지막에 관한 이야기였다. 하루 24시간을 눈과 손가락 이외에 스스로 움직일 수 없는 아들을 보살피는 일은 돈과 봉사만으로는 해결할 수 없는 신체적 · 정신적으로 아주 힘든 일이다. 혼자 보살피기 힘들어 전문가를 고용도 해봤지만, 모두 손을 내저으며 그만두었다고 한다. 결국, 그녀 외에는 간병할 사람이 아무도 없었다. 그녀의 나이도 이젠 70살이 가까워지고 있었기에, 간병하는 동안 어깨, 허리, 무릎 등 아프지 않은 부위가 없었다. 신체적으로 한계점에 다다르고 있었다.

1년 전부터 몸이 힘들고 마음이 흔들릴 때마다 마음을 다잡기 위해 성경(구약과 신약)을 영어로 필사하기 시작했다고 한다. 참고로 그녀는

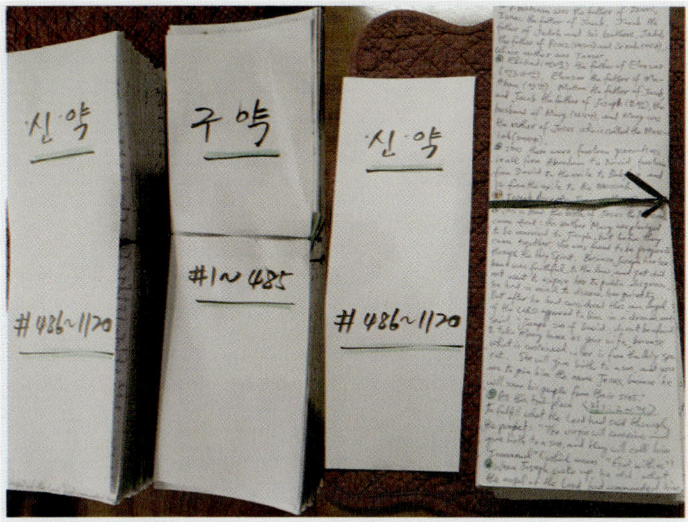

어머니의 성경 필사노트

젊은 시절에 잠시 영어교사로 일을 했다고 한다. 평생 한 번 하기도 힘들 성경 필사를 1년 만에 완성했다고 한숨 섞인 말을 이어갔다. 성경 필사에 이어 기독교 신자인 그녀는 얼마 전부터 하나님께 마지막이 될 기도를 매일 한다고 했다. 그리고 하나님이 이번만은 반드시 응답해 주실 거라고 힘주어 말했다. "내가 먼저 하늘나라로 가면 누가 나처럼 아들을 진심으로 돌보겠어요? 반대로 아들을 먼저 떠나보내야 하는 순간은 상상조차 하기 싫으니까요…. 아들을 간병할 수 없을 정도로 힘이 떨어질 때가 오면, 한 날 한 시에 아들과 나를 함께 하나님 나라로 데려가 달라고 기도하고 있습니다. 이 기도는 꼭 들어주시리라 믿고 있어요."

절박함이 깃든 간절한 기도였다. 우리는 모두 아무 말도 할 수 없었다. 나는 눈물을 보일 수 없어서, 조용히 자리에서 일어나 밖으로 나갔

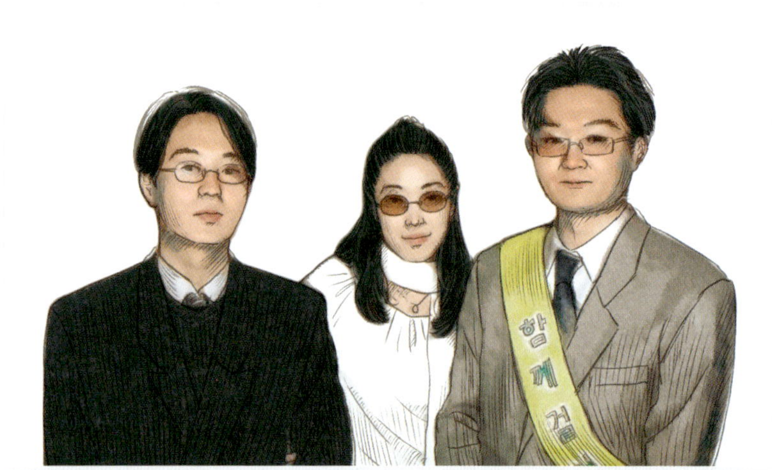

강남세브란스병원에서 매년 주최한 근육병 환우를 위한 자선의 밤 "함께 걸어요"에서 자원봉사를 하는 모습

다. 마음속으로는 그녀에게 이렇게 말하고 있었다. 고되고 힘들었지만, 아들의 손을 놓지 않고 함께 한 40년 동안 당신의 영혼은 이미 천국에 이르렀을 거라고….

차가버섯과 adiós papá

아버지는 온화한 성격에 감정표현이 익숙하지 않으며, 남한테 화를 내지 못하시는 분이시다. 내가 자라는 동안, 잘못해도 혼내신 적이 단 한 번도 없다. 아버지는 어릴 적 엄마를 병으로 여의고 새엄마와 함께 살았다. 흔히 TV에서 보던 드라마의 단골 이야기처럼, 새엄마는 따뜻한 분이 아니어서 남모르게 차별과 설움을 많이 받았다고 한다. 5명이나 되는 동생들을 돌보면서도 성실하게 공부해서 서울의 명문대에 우수한 성적으로 합격했으나, 집안 사정으로 등록을 포기하고 경찰공무원으로 사회생활을 새롭게 시작하셨다. 1982년부터 공무원직을 그만두고, 소방 관련 사업을 하셨다. 처음엔 사업이 그런대로 순조롭게 진행되었으나, 내가 대학을 졸업할 무렵 사업은 조금씩 기울기 시작했다. 이후 인도네시아를 오가며, 여러 가지 사업에 손을 대었으나 신통치가 않았다. 모든 일에 성실하시고, 열심히 일했다. 그러나 아버지 뜻대로 일이 풀리지 않았다. 내 생각에는 우유부단함과 모질지 못한 성격 탓도 있었겠지만, 태생적으로 사업 운이 없지 않았나 싶다. 나는

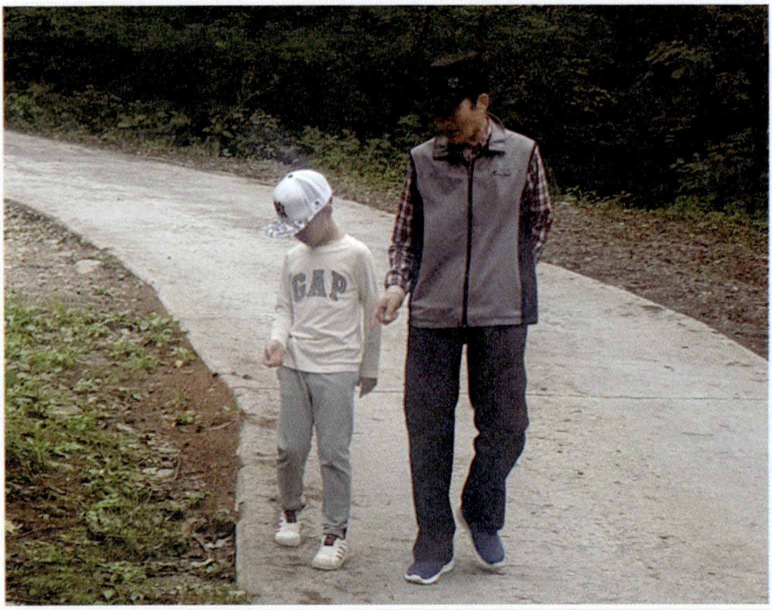

수목림을 걷고 있는 생전의 아버지

집안의 경제적인 어려움과 부모님의 잦은 다툼이 아버지의 사업 실패와 우유부단함 때문이라고 여겼다. 그래서 오랫동안 아버지와의 대화를 피했다. 지금은 그때를 떠올릴 때마다 부끄럽고 후회가 된다. 그 시점으로 다시 돌아갈 수만 있다면, 가장으로서 외로웠을 아버지를 따뜻하게 위로해 드리고 싶다.

아버지는 인도네시아에서의 모든 일을 정리하고 2010년 집으로 완전히 돌아오셨다. 지친 몸과 마음을 쉬려는 순간, 안타깝게도 직장암 진단을 받으셨다. 아마도 긴 시간 동안 더운 나라에서 지냈던 시간과 식습관이 문제가 있던 것 같다. 직장암 수술을 하게 되면 장루(인공항문)를 사용해야만 하기 때문에, 삶의 질이 급격히 떨어진다. 항암치료를 하면서 한방치료와 민간요법도 병행했지만 결국, 수술을 선택할 수밖에 없었다. 처음에 아버지는 크게 실망하셨다가 곧 힘든 투병 생활에 적응하셨다. 의사도 혀를 내두를 정도로 암세포의 전이를 막고 암을 극복하기 위한 삶의 의지와 노력이 대단하셨다.

당시 언론매체의 건강 관련 프로그램에선 차가버섯의 항암 효능에 대한 내용이 자주 방영되고 있었다. 차가버섯은 시베리아, 북아메리카, 북유럽 등 북위 45° 이상의 자작나무에 기생하는 버섯이라고 한다. 죽은 나무나 부식토에서 서식하는 다른 버섯과는 달리 살아있는 나무에 착상하여 15~20년 정도 성장한다. 차가버섯균이 기생하는 자작나무에서는 숯덩이처럼 보이는 검고 단단한 덩어리가 발견되는데, 이것이 자작나무의 수액을 빨아먹고 자라는 차가버섯이다. 그리고 자작나무 한 그루당 하나밖에 자라지 않아 아주 귀한 버섯으로 알려져 있다.

차가 버섯에 대한 최초의 기록은 12세기 러시아의 황제였던 '블라디미르 모노마흐'가 입술에 생긴 종양을 치료했다는 내용이다. 16세기경부터 불치병을 치료하는 약으로 쓰였고, 1950년도부터 러시아가 국가적인 차원에서 본격적인 연구를 시작하면서 전 세계적으로 널리 알려지게 되었다.

차가버섯의 유효 성분은 면역력 향상과 항산화작용, 항암 작용에 도움을 주는 베타글루칸이다. 상황버섯의 330배, 녹즙의 20배가 넘는다고 하니 함량이 꽤 높은 편이다. 그리고 면역력 향상에 도움 되는 베타글루칸뿐만 아니라 활성산소 제거에 도움 되는 SOD성분이 풍부하기에 우리 몸에 활력을 높여 주는 역할을 한다. 이 외에도 폴리페놀, 이노시톨, 망간, 마그네슘, 아연, 각종 유기산 등 여러 생리활성물질이 들어있어서 꾸준하게 섭취하면 건강관리에 큰 도움이 된다. 그리고 단백질, 비타민, 식이섬유, 미네랄 등 여러 가지 영양소를 함유하고 있다. 각종 염증

질환, 당뇨, 암 등 많은 질환에도 효과가 있다.

그러나 암 관련 상품이 그렇듯이 가짜 상품도 많아서 차가버섯 진품을 구하려는 사람들은 러시아 블라디보스톡에 있는 국영약국까지 직접 가서 구매한다고 했다. 국영약국에서 구매해야 하는 이유는 국가에서 직접 차가버섯을 관리하기 때문이었다. 암을 이겨내려는 아버지의 의지와 간절한 눈빛을 외면하기 어려웠다.

마침 대학과 보건의료기관에 근무하던 지인과 함께 보건의료 연구기관 탐방과 정보교류 목적으로 3박 4일 동안 여행을 갈 기회가 생겼다. 직장 일로 바빴지만, 북해도(일본)를 거쳐 블라디보스톡(러시아)에 갈 수 있었기 때문에 선뜻 함께 가기로 결정했다. 물론 내겐 충분한 양의 차가버섯을 구매하는 것이 여행의 주된 목표였다. 그러나 출발 3주 전에 운동을 하다가 오른쪽 발목을 접질려서 발목 보조기를 착용하게 되었다. 그래서 통증을 참으며 간신히 절뚝거리며 걸을 정도로 몸 상태가 좋지 않았다. 그런 상황에서 영하 15°의 눈과 얼음으로 대표되는 두 도시를 여행하는 것은 무리였지만, 가족과 지인들의 만류에도 나에게는 분명한 목적이 있었기에 결정을 번복하진 않았다.

항암 효과가 있는 주요한 3가지 버섯에 대하여 알아보면 다음과 같다.

상황버섯 black hoof mushroom

항암작용, 면역 활성화, 항산화 활성 등의 효능/효과가 커서 식용보다는 약재로 많이 사용하는데, 주로 차(tea)의 형태로 많이 복용한다. 영어로 상황버섯을 'black hoof mushroom'이라고 부르는 이유는 이 버섯의 생김새가 꼭 '검은 발굽(black hoof)'처럼 생겼기 때문이다.

영지버섯reishi mushroom

항암효과가 뛰어나고 성인병 예방에 탁월한 효능이 있어 예로부터 약재뿐만이 아니라 식재료로도 사용되어 왔는데, '영지버섯'을 의미하는 어원 한자어 영지(靈芝)는 '신성한 버섯'을 뜻한다.

차가버섯chaga mushroom

암 같은 성인병 치료에 효능이 큰 것으로 알려져 있어서 약재로 사용되고 있는데, 러시아에서는 이미 16세기경부터 불치병을 치료하는 비약으로 전해 내려오고 있다. 차가버섯을 러시아어로는 'чагагриб'이라고 하는데, 이 러시아어 표현은 '자작나무 버섯'을 뜻한다.

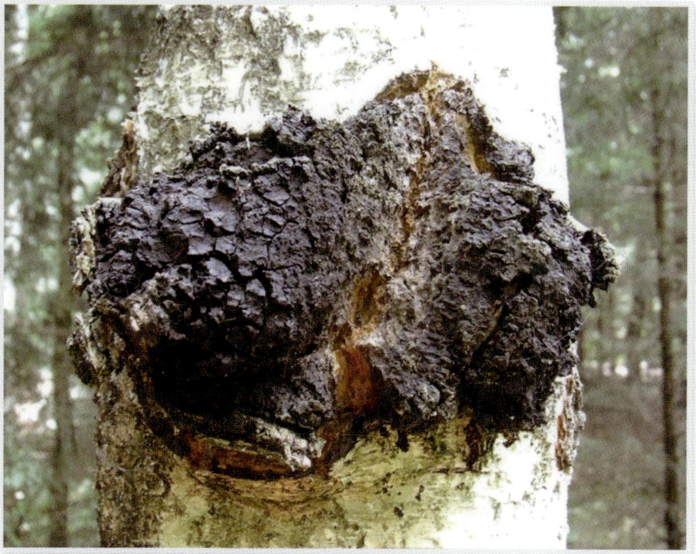

자작나무에 기생하는 차가버섯

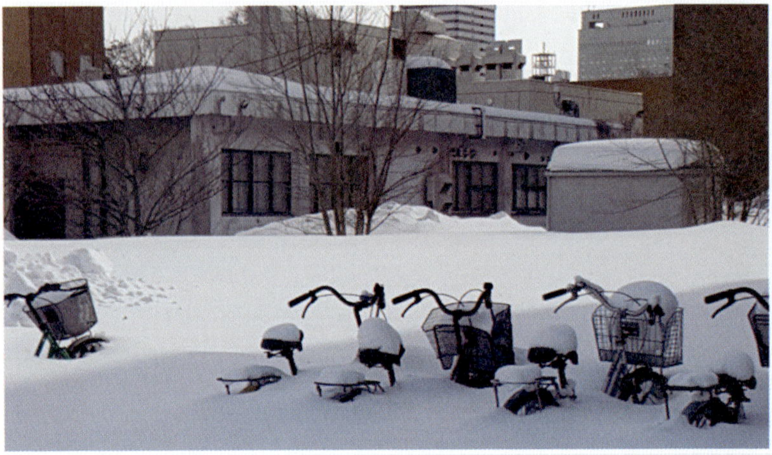

눈 쌓인 북해도대학 전경

2019년 1월 31일 오전 7시 55분, 우리 일행을 태운 비행기가 인천공항을 이륙했다. 치토세 공항까지 약 3시간 정도 걸렸는데, 저가항공사를 이용한 탓에 기내식은 주스와 삼각김밥이 전부였다. 잠깐 눈을 붙인 뒤 일어났더니 북해도(홋카이도)의 하늘 위였고, 날씨가 너무 좋았다. 비행기가 착륙한 뒤 공항의 입국심사장에 들어섰다. 바닥에 노란색 테이프로 표시된 선 뒤로 사람들이 줄을 서 있었다. 외국인이어서 그런지 심사 시간이 지나치게 오래 걸렸다. 주변에 순서를 통제하는 70대 일본인 노인이 있었다. 기다리면서 주변을 둘러보니 일행 중 몇 사람이 테이프로 표시된 선을 밟거나 한쪽 발이 살짝 넘어선 채 동료들과 얘기하는 모습이 보였다. 그러자 노인이 다가가 테이프 표시선 뒤로 물러설 것을 정중히 요구했고, 그들은 마지못해 선 뒤로 물러섰다. 그와 비슷한 상황이 연출될 때마다 노인은 돌아다니며 같은 요구를 하고 있었다. 크게 벗어난 것도 아닌데 지나친 통제가 아닌가 생각했다. 그러고 보니 일본인

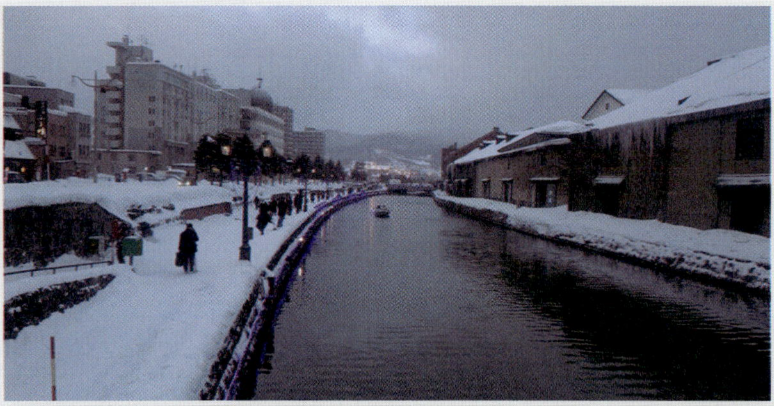

오타루 운하 야경

들은 단 한 명도 선과 줄에서 벗어나는 사람이 없었다.

다음날 북해도에서 열차를 이용할 때 비슷한 상황이 또 일어났다. 우리 일행 3명이 열차를 타고 이동하는 중이었다. 내가 앉아 있던 객실은 만석이었고 앞 객실은 대부분 비어 있었다. 일행 중 1명이 편히 쉬려

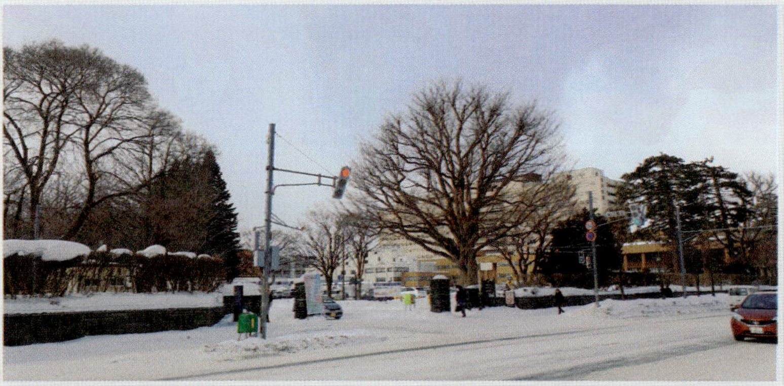

눈이 많이 오는 겨울의 삿포로 시내

고 앞 객실의 빈 좌석에 앉았고, 곧 승무원이 다가와 원래의 좌석으로 갈 것을 정중히 요구했다. 승무원은 그가 자리를 뜰 때까지 계속 기다리고 있었다. 별일 아닐 수도 있지만, 일본인의 국민성을 엿볼 수 있었다. 일본인들은 개인보다는 공동체의 이익을 중시하고, 줄을 잘 서는 질서의식이 투철하다고 한다. 그리고 '언젠가는 내 순서가 돌아온다'는 의식을 기본적으로 가지고 산다. 이런 일본인들의 사고방식이 사회질서를 유지하는데 중요할 수도 있겠지만, 오히려 합리성과 융통성을 저해하는 건 아닐까 싶기도 했다.

북해도에서 다양한 일정을 마치고, 삿포로 치토세공항에서 러시아 로컬항공사의 비행기를 타고 블라디보스톡으로 이동하였다. 참고로 인천공항에서 블라디보스톡까지는 직항기준으로 2시간 정도 소요된다. 블라디보스톡은 '한국에서 가장 가까운 유럽'이다. 서울의 절반 정도 면적으로 대부분의 여행지를 도보로 둘러 볼 수 있어 짧은 일정으로도 다녀올 수 있다. 시차는 한국보다 1시간 빠른 정도이기 때문에 활동하는데 전혀 무리가 없다. 그리고 물가는 저렴한 편이라 경제적 부담도 덜하다.

블라디보스톡은 9,297km에 달하는 시베리아 횡단 열차의 시작점이자 종착역이기도 하다. 우리는 이틀 동안 부동항을 테마로 한 해양공원과 실제 제2차 세계대전 당시 전투에 참여했던 잠수함을 개조한 박물관, 행운이 온다는 니콜라이 개선문, 시내를 한] 눈에 내려다 볼 수 있는 독수리 전망대, 루스키 섬에 위치한 극동연방대학교 등을 둘러봤다. 최근엔 한국인들이 차가버섯을 많이 구매하기 때문에 현지에서도 물량이 부족하다고 했다. 다행스럽게도, 그곳에서 거주하고 있는 현지 가이드의 도움을 받아 간신히 내가 원하는 만큼의 차가버섯을 살 수 있었다. 러시아 로컬항공기로 귀국하는 중에 경유한 하바롭스크에서 너무 많은

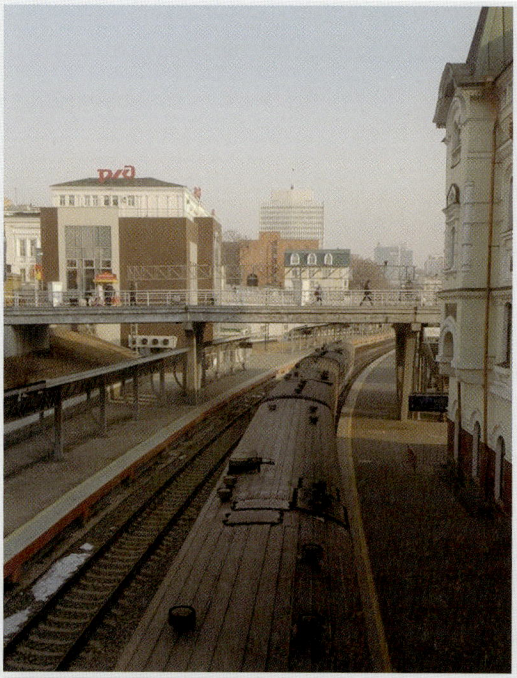

블라디보스톡역을 지나는 시베리아 횡단열차

양의 차가버섯을 가지고 있는 것을 의심한 출입국 관리원에게 검색을 당했다. 그러나 함께 간 일행의 능숙한 대응으로 모두 압수당할 뻔한 위기를 넘길 수 있었다.

귀국 후에 어렵게 가지고 온 차가버섯을 드렸을 때, 아버지가 기뻐하시던 모습이 아직도 생생하게 기억난다. 이 일로 아버지는 한동안 심리적으로 큰 힘을 얻으셨던 것 같다. 그러나 아버지 증세는 점점 악화되었고, 굳건히 버티셨지만 결국 2020년 3월 초 하늘나라로 가셨다. 다행히 지방 출장 중에 급히 올라와서 아버지와 마지막 12시간을 병실에서

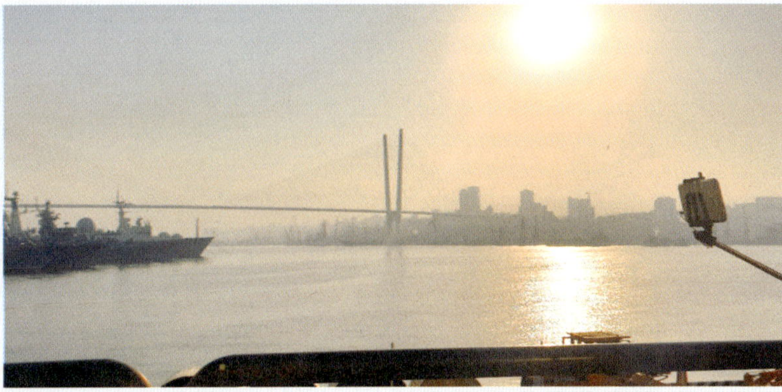

블라디보스톡 항구전경

함께 할 수 있었다. 임종하시기 전, 가장 슬픈 순간에 처음으로 늙고 거친 아버지의 손을 잡았다. 처음으로 마음속 깊이 간직했던 말을 했고, 처음으로 안아드렸다. 호흡이 점점 얕아져 가던 아버지는 나의 고백을 들으셨을까? 고단한 인생을 살았던 나의 사랑하는 아버지….

“adiós papá” (안녕, 아빠!)

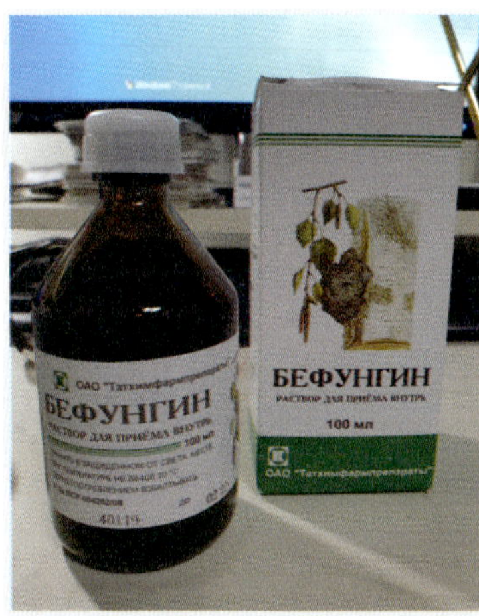

블라디보스톡 시내 약국에서 구입한 차가버섯

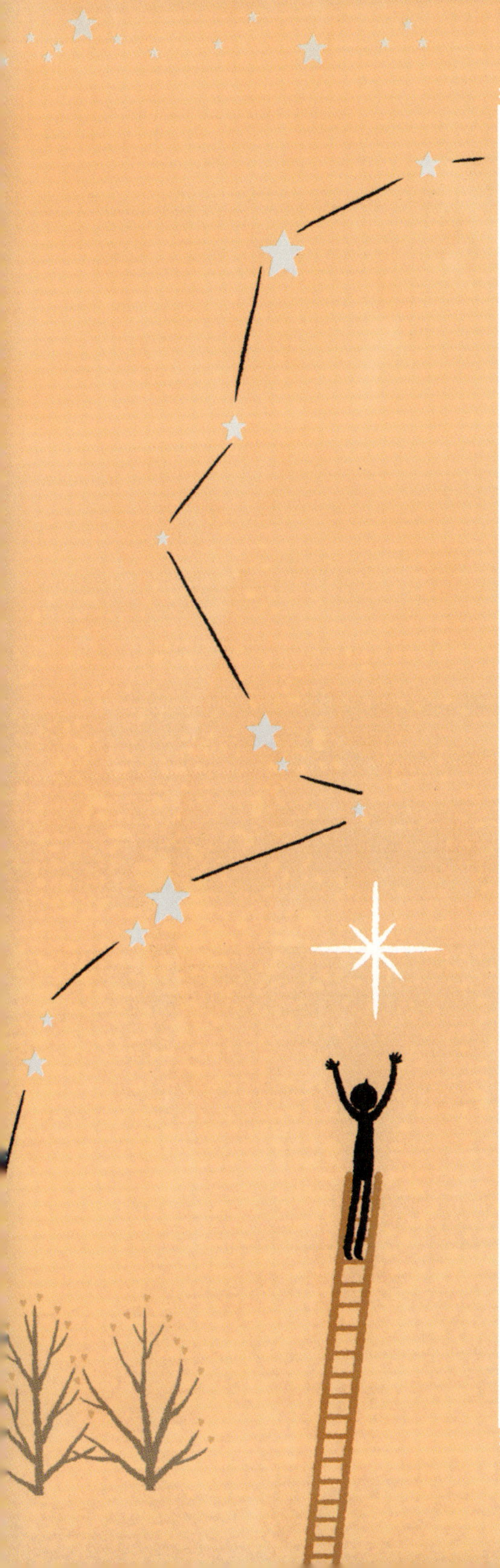

테라피스트의 기억

PT 오덕원

행운의 열쇠고리

어떤 병이라도 열심히 치료하면 조금씩이라도 좋아진다. 하지만 종종 아무리 치료해도 좋아지지 않는 병도 있다. 강직성척추염(ankylosing spondylitis)이 그렇다. 강직성 척추염은 척추에 염증이 생기면서 조금씩 나빠져 결국에는 척추가 눌어붙어 통째로 굳는 병이다. 의학이 발전하면서 좋은 약이 많이 개발되고 있기는 하지만, 아직까지도 치료하기는 쉽지 않다. 원인을 알 수 없기에 근본적인 치료법도 없다. 이런 경우 현재 상태를 최대한 오래 유지하는 것이 최선이다. 그렇기에 좋아질 수 있다는 희망도 품지 못한 채 기약 없는 긴 싸움을 해야 한다. 이 병은 어쩌다 나타나는 것이 아니라 유전적인 이유로 인해 생기는 것으로 알려져 있다. 그래서 환자들은 항상 자신의 병이 대물림되지는 않을지 크게 고민하며 살고 있다. 물리치료를 통해 이러한 문제를 완전히 해결할 수는 없지만, 몸 상태를 좋게 만드는 데에는 물리치료만큼 좋은 것이 없다. 그래서 대학원 졸업논문 주제를 '강직성 척추염에 대한 물리치료'로 잡고 환자들을 공개 모집하였다. 다소 힘들긴 했지만 여러 사람이 참여해준 덕에 실험을 무사히 끝냈고, 치료 데이터를 분석

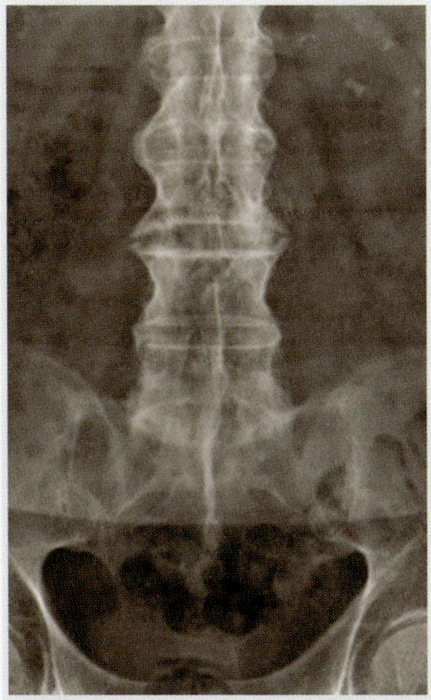

강직성 척추염은 척추뼈가 석회화되면서 통째로 눌어붙기 때문에 엑스레이를
찍어보면 마치 대나무처럼 보여 이를 '대나무척추(bamboospine)'라고 한다.

하여 무사히 졸업할 수 있었다. 그들 중 유독 기억에 남는 두 사람이 있다.

첫 번째는 30대 초반의 젊은 남자였다. 그는 나이 든 노인처럼 등이 살짝 굽어 있었고 머리를 앞으로 내민 거북목 자세를 하고 있었다. 걷는 데는 큰 문제가 없었지만, 척추가 굳어서인지 몸을 양옆으로 돌리기 힘들어했고 어깨와 골반 움직임도 어려워 팔다리 운동이 편치 않았다. 이런 경우 물리치료사는 환자의 움직임, 특히 몸통이 잘 움직이도록 만들어 주어야 하는데, 이것이 쉽지 않다. 사실, 필요한 운동이 정해져 있어서 처방은 그다지 어렵지 않은 편이다. 몸통을 펴고 이리저리 돌려주는 운동을 시키고 각 관절을 스트레칭하면 된다. 문제는 운동을 자주 해야 하는데, 이 운동을 혼자서 잘할 수 있느냐 하는 것이다. 그는 기껏해야

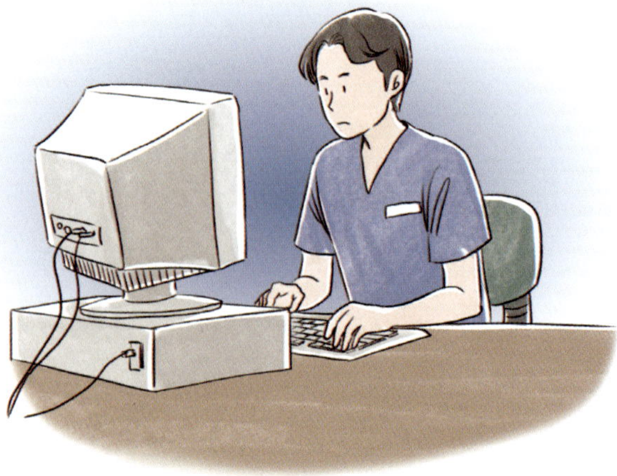

일주일에 3번 정도 병원에 와서 나와 1시간 남짓 운동한 후 집으로 돌아간다. 몸 상태를 좋게 만들기에는 충분하지 않은 시간이다. 그래서 집에서도 열심히 해야 하는데, 시간을 내서 뻣뻣한 몸으로 혼자 운동한다는 것이 말처럼 쉽지만은 않다.

다행히 물리치료를 꾸준히 한 덕분에 그의 몸 상태는 조금씩 좋아졌다. 그는 앞으로 굽은 자세 때문에 누워 잠잘 때도 머리가 바닥에 닿지 않아 부득이하게 베개를 높이 베어야 했다. 목덜미 근육을 풀어주고 척추운동을 꾸준히 하니 그의 자세가 눈에 띄게 좋아져 일반 베개를 베고 잠들 수 있을 정도가 되었다. 아마도 그가 아직 젊고 척추가 완전히 굳은 것이 아니라서 운동치료가 효과적이었던 것 같다. 그만큼 그도 큰 기대를 갖고 열심히 운동하였다. 치료하면서 그와 많은 얘기를 나누었다. 대학 졸업 후 원하던 대기업에 취업했는데, 일하던 중 허리가 몹시 아팠다고 한다. 작은 병원에서 통증 원인을 찾을 수 없어 대학병원에 가서 정밀검사를 한 결과, 강직성 척추염이라는 듣도 보도 못한 병을 진단받

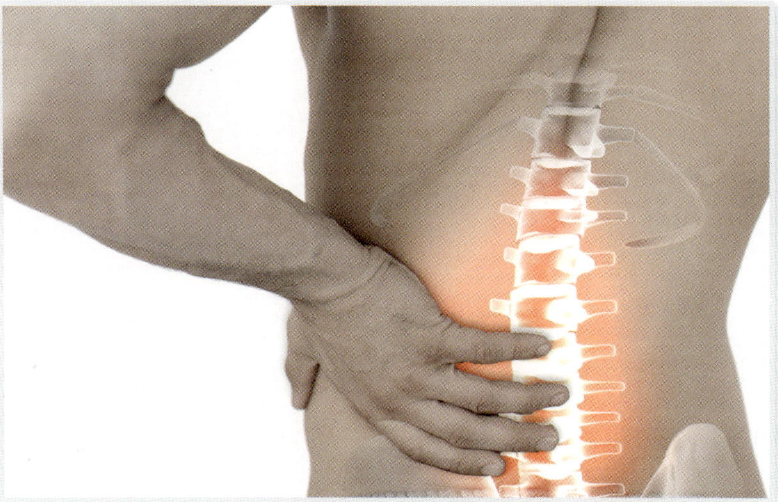

강직성 척추염의 첫 증상은 허리 통증이다.

았고, 이 때문에 고민을 아주 많이 했던 모양이다.

직장 일을 하며 병원을 계속 다닐 수가 없어 어쩔 수 없이 퇴직을 하고 지금은 공인중개사로 일한다고 했다. 결혼해서 부인과 자식이 있기 때문에 그는 열심히 노력해서 어떻게든 행복하게 잘 살아야겠다고 매일 매일 다짐하면서 살고 있었다. 그의 살아가는 얘기를 듣고 있자니 한없이 측은한 마음이 들어 조금이라도 도움이 될 수 있도록 온 마음을 다해 치료하였다. 그의 몸 상태가 좋아진 만큼 일상생활도 훨씬 편해졌다. 내 정성과 그의 노력으로 이룬 성과였지만, 이 병의 진행 과정을 잘 알고 있었던 탓에 나는 마냥 좋아할 수만은 없었다. 연구 기간이 3개월이라 그 이상으로 치료할 수 없었고, 그렇게 그와의 인연은 끝이 났다. 물리치료 마지막 날까지도 그는 자신의 병이 자식에게 대물림될까 봐 걱정하였다. 지금은 그가 어떻게 지내고 있는지 잘 모르겠지만, 그가 그토록 바랐던 것처럼 병을 이겨내고 가족과 함께 행복하게 잘 살고 있기를 조용히 빌어본다.

두 번째는 병을 진단받은 지 5년 정도 된 20대 후반의 젊은 여성이었다. 마르고 큰 키에 눈빛은 강렬했지만, 몸이 힘들었던 탓인지 약간은 불안해 보였고 다른 사람들과 달리 건강 염려가 매우 컸다. 첫인상은 아프고 연약한 여성의 모습 그대로였다. 그녀는 독실한 기독교인이었다. 생각해보건대, 어릴 적부터 교회에 다니기도 했지만, 치료할 방도가 없는 병 때문에 종교에 더 크게 의지하지 않았나 싶었다. 그녀의 꿈은 혼자서 성지순례를 가 보는 것이었다. 장시간 비행기를 타야 하고 버스도 타고 기차도 타고 오랫동안 걸어야 하고…. 고행의 연속일 것이다. 성지순례를 하려면 대략 한 달 반 정도가 걸릴 텐데, 지금의 몸 상태로는 절대 할 수 없으리라 생각했던 듯했다. 그래서 간절히, 아주 간절히 기도했다고 한다. 몇 날 며칠을 기도하고 나서 내 대학원 졸업논문 대상자 모집 공고를 봤고 흔쾌히 신청했다. 그래서인지 그녀는 하나님이 자신

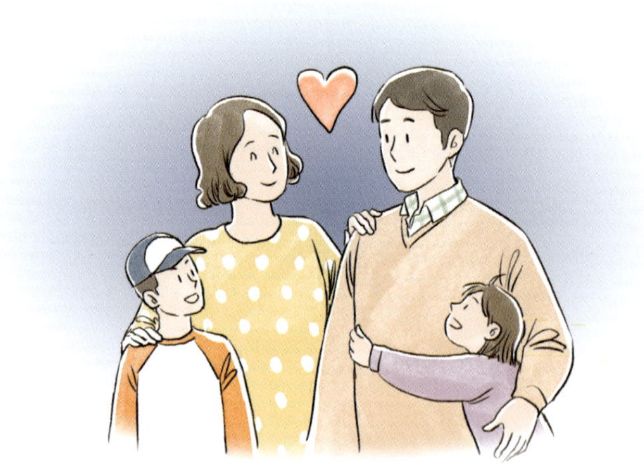

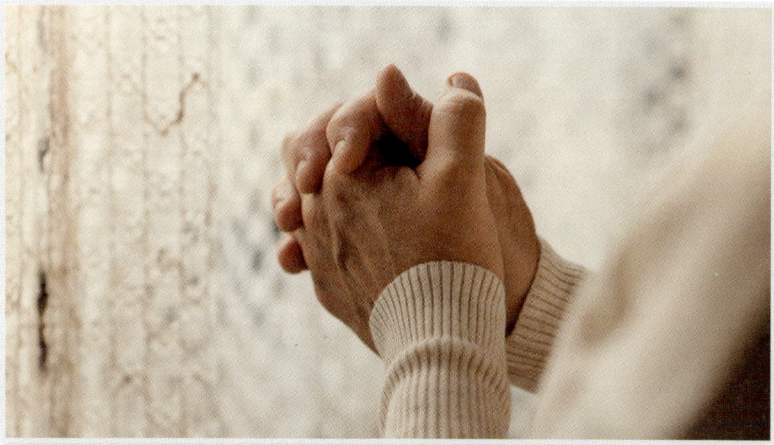

의 기도에 대한 응답으로 나를 보내준 것이라 생각하고 있었다. 이런 말을 들으니 그녀의 절실함이 더욱 크게 느껴져 사실 조금 부담스럽고 긴장되었다.

그녀는 다행히 몸이 굳어있지는 않았다. 대신, 몸 여기저기가 아팠고 전신이 쇠약해져 작은 충격에도 잘 버티질 못했다. 특히, 머리와 목을 잡아주는 근육이 몹시 약해서 차를 타는 동안 머리가 조금씩 흔들리는 것조차 견디기 힘들어 할 정도였다. 여기에, 병에 대한 스트레스와 불안한 마음이 더해져 심리적으로 매우 약한 상태였다. 그녀의 가장 큰 문제는 턱관절 장애였다. 턱이 아프고 입이 조금밖에 안 벌어졌다. 말할 때나 밥 먹을 때 턱관절을 항상 움직여야 하므로 턱관절 장애는 생각보다 신체적 · 심리적으로 더 큰 문제를 야기한다. 그녀의 턱관절 장애는 관절의 문제라기보다는 주변 근육의 균형이 깨지면서 오는 것으로 생각되었다. 성지순례라고 하는 꿈을 가지고 그녀는 3개월 동안 매우 열심히 치료에 임했다. 한 번도 빠지지 않았고 집에서 해야 할 운동도 꼬박

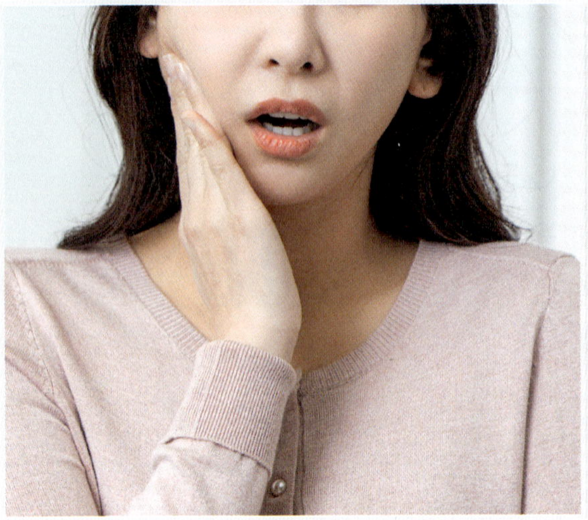

턱관절 장애는 말하기와 씹기 등 생활에 많은 문제를 일으킨다.

꼬박 다 해왔다. 그래서인지 그녀의 몸 상태는 매우 빠르게 좋아졌고 턱관절의 문제도 완전히 해결되어 밥 먹을 때나 말할 때에 아무런 문제도 없게 되었다. 어떻게 보면 종교적 신념이 그녀를 여기까지 이끌고 왔던 것 같다.

전체 치료 과정이 모두 끝나고 일주일 뒤 그녀에게 전화가 왔다. "선생님, 지금 인천공항이에요. 10분 뒤 이스라엘 예루살렘으로 출발해요. 선생님 덕분에 성지순례를 갈 수 있게 되었어요. 감사합니다. 잘 다녀올게요." 분주히 일하던 중 받은 예기치 않은 전화에 눈물이 날 정도로 크게 감격스러웠다. 사실, 고마운 건 나였다. 그녀가 내 졸업논문 연구에 참여해줘서 소중한 데이터를 얻을 수 있었고, 이를 가지고 무사히 대학원을 졸업할 수 있었기 때문이다. 두 달 뒤 성지순례를 무사히 마친 그녀에게 또다시 전화가 왔다. 연구에 참여해준 그녀에게 뭐라도 감사의

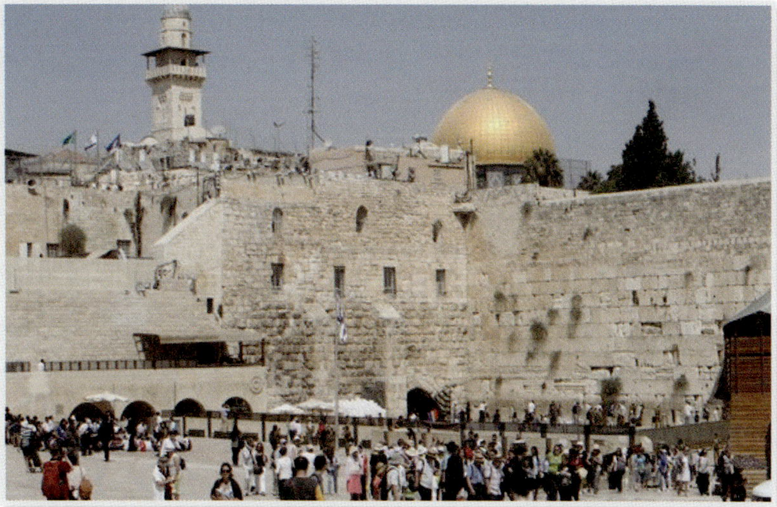

그녀의 소원, 성지순례

표현을 하고 싶어 저녁을 대접하기로 하였다. 저녁을 먹는 한 시간 내내 그녀는 성지순례에서 보고 들었던 모든 이야기를 한껏 자랑하듯이 풀어놓았다. 그녀 스스로 가장 큰 의미를 갖고 정성을 다해 준비해온 성지순례의 꿈을 이룬 뒤 그녀의 표정은 매우 밝아졌다. 무엇보다도 그녀는 자신감과 자존감을 되찾았다. 이제 자신의 병에 대해서도 좀 더 거리낌 없이 얘기할 수 있게 되었다. 식사를 마치고 헤어질 때 그녀는 수줍은 듯이 조그만 열쇠고리 하나를 내게 건네면서, "예루살렘에서 선생님 생각하며 기도하고 샀어요."라는 말을 전했다. 동전 크

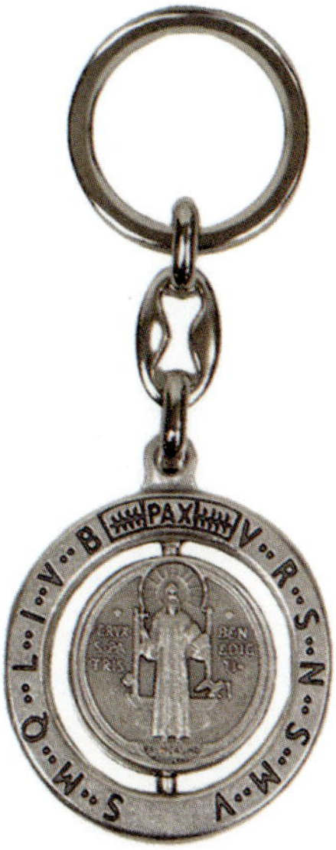

그녀가 내게 준 행운의 열쇠고리

기의 원판에 기다란 십자가가 매달려 있는 것이었다. 그녀와 그렇게 헤어졌지만, 십여 년이 지난 지금도 난 그녀의 염원이 담긴 열쇠고리를 날 지켜주는 수호신처럼 항상 몸에 지니고 다닌다.

병원에서 일하다 보면 많은 사람을 만나고 다양한 사연을 듣는다. '어떻게 살아왔는지', '얼마나 힘들었는지', '어떤 것을 하고 싶은지', '무엇을 바라는지'를 알게 되면 그들에게 좀 더 쉽게 다가갈 수 있게 된다. 사람들은 누구나 자신들의 생각의 틀 안에서 저마다의 꿈을 가지고 살아간다. 불편한 몸 때문에 할 수 없는 것이 많기에 그 한계를 벗어나고 싶어 하는 것은 당연한 일이다. 나는 그저 내 일을 했을 뿐인데, 그들은 자신들의 꿈을 이루게 해주었다고 내게 고마워한다. 사람들은 대부분 살아가면서 무슨 일을 하는지에 관심을 두지만, 이보다 더 중요한 삶의 가치가 있다는 것을 알았으면 좋겠다. 내가 하는 일에서 가슴 벅찬 보람을 느끼고 누군가에게 진정으로 필요한 것을 채워줄 수 있는 일이 이 세상에 얼마나 될까? 수많은 기적과도 같은 일들이 큰 감동으로 스쳐 지나갔다. 이를 눈앞에서 느낄 수 있었기에 진정으로 감사한 건 바로 나인 것 같다.

Tip 척추변형을 부르는 강직성 척추염

- 단순 근골격계 질환으로 오인이 많아 다른 진료과를 전전하게 되며, 강직성 척추염을 진단하는 류마티스 내과를 가장 먼저 찾는 환자는 18.2%에 불과하다.
- 진단 지연 기간은 평균 39.78개월이다.
- 척추의 뻣뻣함 외에 전신에서 동반증상을 보인다.
  - 전신피로(59.8%), 근육통(39.3%), 관절통(37.0%), 포도막염(25.2%), 무력감/우울증(25.1%)
- 쉬어도 목이나 허리 등 척추 부위가 뻣뻣하고 아프다면 강직성 척추염으로 의심한다.

출처: 대한류마티스 학회. 강직성 척추염 환자 1,012명 대상 '강직성 척추염 진단 실태' 조사

말할 수 없었다

20대 젊은 남자가 치료를 받으러 왔다. 교통사고가 나면서 얼굴을 부딪쳐 오른쪽 눈두덩에 시퍼런 멍이 들어 있었고 눈이 부어 눈꺼풀이 약간 처진 상태였다. 뇌손상이 크지 않아 거동이 불편하진 않았다. 혹시 생길 수도 있는 문제를 미리 알아보고 관리하고자 신경외과에서 그냥 처방을 내린 것 같았다. 몸 상태가 좋고 잘 걸을 수 있어서 건강에 필요한 운동을 가르쳐 주며 치료 시간을 보냈다. 사실, 운동을 시키기보다는 얘기하면서 대부분의 시간을 보냈다. 젊어서 그런지 얘기가 잘 통했고 나도 그런 그가 동생처럼 좋았다. 알고 보니 그는 우리나라에서 세 손가락 안에 드는 명문대를 다니고 있었다. 그런 그가 어떻게 교통사고를 당한 것인지 궁금했다.

"어릴 적부터 동네 골목에서 함께 자란 깨복쟁이 친구 3명이 있습니다. 고등학교는 서로 달랐지만, 같은 유치원, 같은 교회, 같은 초등학교, 같은 중학교에 다녔고 한동네에 살고 있어 거의 매일 만나다시피 했어요. 가족이나 다름없는 좋은 친구들이에요." 친구들을 정말 좋아하는

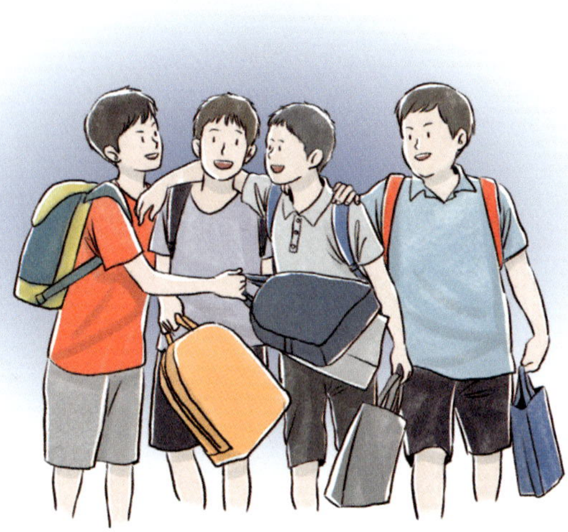

지 얘기하는 동안 그의 얼굴에는 미소가 끊이지 않았다. "이 녀석들 모두 좋은 대학에 갔어요. 물론 내가 제일 좋은 데지만." 그는 은근슬쩍 자기 자랑을 하며, 친구 하나하나의 성격과 생김새 그리고 여자친구가 있는지 없는지 등 연신 친구 얘기만 했다. 나는 별로 알고 싶지 않은 얘기였지만, 그의 반짝이는 눈과 재치 있는 말투에 나도 모르게 집중해 들을 수밖에 없었다.

"저는 어릴 때 타조가 되고 싶었어요." 어릴 때 장래 희망이 타조였다는 말이 어이가 없어서 "타조는 머리도 작고 몸뚱이가 커서 날지도 못하는데 뭘 하러?"라고 말했더니, "엄마가 젊을 때 운동해서 그런지 무척 빠르셨어요. 초등학교 때 학교 가기 싫어 도망간 적이 여러 번 있었는데 여지없이 엄마에게 붙잡혀 억지로 학교에 갔어요. 타조가 되면 엄마보다 빨리 뛸 수 있잖아요" 우스웠다. 이내 그는 다시 입을 열었다. "제가 친구들에게 그렇게 얘기하니, 그놈들은 타조가 뭐냐고 놀려댔

어요. 한 녀석이 자기는 닭둘기가 되고 싶다고 했어요.", "닭둘기가 뭔데?"라고 물어보니 이내 대답했다. "닭처럼 생긴 뚱뚱한 비둘기예요. 닭의 당당함과 비둘기의 우아함이 멋있다네요. 닭둘기는 이것저것 주워 먹어도 아무도 뭐라는 사람 없고 원하면 날 수도 있으니 얼마나 좋냐고. 학교 가기 싫으면 그냥 날아서 도망가면 된다고." 이런 말에 친구들 모두 타조보다는 닭둘기가 낫다고 동의했단다. 참 재밌는 녀석들이다.

"작년에 두 놈이 군대 갔어요. 지금쯤 상병이 됐을 거예요. 저는 졸업 후에 가려고요. 근데 한 놈은 군 면제예요. 모두 그 녀석을 제일 부러워하고 있습니다." 그의 말에 나는 "그래도 대한민국 남자라면 군대를 다녀와야 한다."라고 눈에 힘을 주면서 말했다. 남자들 대부분은 군대 가는 걸 죽기만큼 싫어하지만, 전역 이후에는 왠지 태도를 싹 바꿔 자기 일이 아닌 것처럼 후배들에게는 군대엔 꼭 가야 한다고 말한다. 아무도 관심 두지 않는 군 시절 무용담을 많이 늘어놓는 사람일수록 고문관이었을 가능성이 크다. 어쨌든, 그는 말을 계속 이어갔다. "군대 간 친구 두 녀석이 휴가를 맞춰 학교로 왔어요. 눈치 없이 수업 시간에 전화해서 조르는 바람에 수업도 빠지고 대낮부터 삼겹살을 먹으러 갔어요. 이 녀석들 모두 수다쟁이처럼 뭔 할 얘기가 그렇게 많은지. 모두 지들 얘기만 했어요. 주인아줌마가 인상 쓰며 시끄럽다고 할 정도로 몇 시간 동안 떠들고 나니 기분 좋아지더라구요. 맥주를 한잔 더 마셨어요." 이미 밖은 어두워져 있었는데도 노래방에 가서 실컷 놀았고 마무리 할 겸 술을 한 잔 더한 후 자정이 넘어서야 집으로 가는 택시를 탔다고 한다. 여전히 한동네에 살고 있기에 한 덩치 하는 젊은이 4명이 택시 한 대에 몸을 이리저리 구겨 탔고, 그리고 술 취한 4명은 멀지 않은 집에 가는 동안 잠깐 얘기하다 이내 곯아떨어졌다.

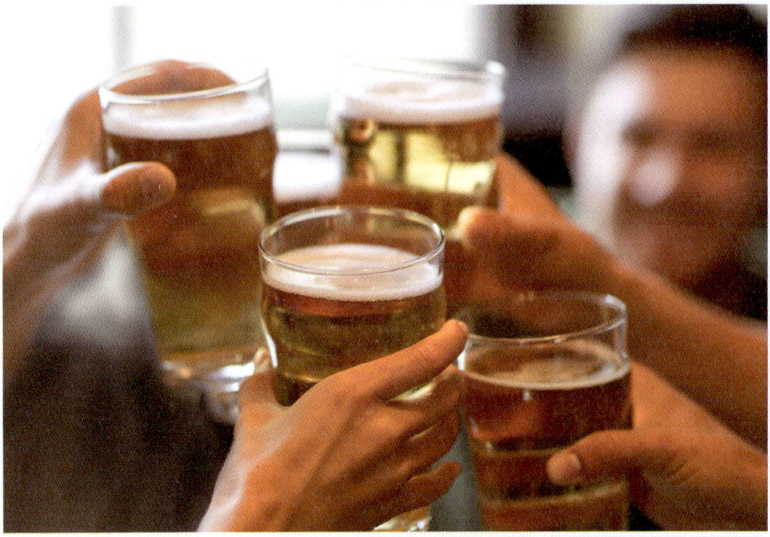

"눈을 떠 보니 병실이었어요." 그는 교통사고 난 일과 수술받은 것을 기억하지 못했다. 사고 전 친구들과 놀았던 것 그리고 택시 안에서 한 얘기는 아주 잘 기억하고 있었는데 말이다. 그는 다른 병원에 입원하고 있는 친구들 걱정이 컸다. 그러면서도 얼른 퇴원해서 아픈 녀석들 놀리며 재밌게 놀 거라고 했다. 자정이 넘은 시간이라 도로에 차가 없었던 탓에 그들이 탔던 택시는 시속 100km가 넘는 질주를 했는데, 운전사의 부주의로 그만 건너편의 전봇대를 세게 들이받았던 모양이다. 충격이 워낙 컸던 탓에 택시는 앞쪽 본네트와 엔진이 심하게 찌그러져 앞좌석까지 밀고 들어올 정도로 크게 망가졌고, 그 사고로 운전사는 죽었다. 그리고 그의 친구들도 모두 사망하였다. 사실, 나는 의무기록 차트에 써있는 걸 보고 처음부터 알고 있었다. 그의 상태가 어떻게 될지 모르기 때문에 부모와 의료진 모두, 그리고 나 역시도 그에게 말할 수 없

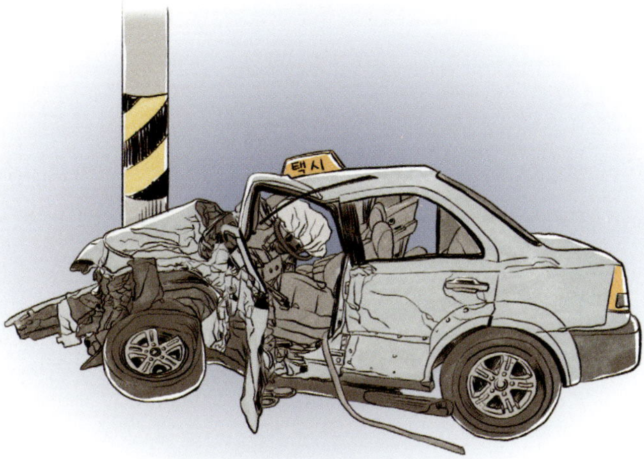

었다. 그가 묻는 말에 어머니께서는 그냥 친구들이 다른 병원에 입원한 정도로 둘러 얘기했을 것이다. 같은 사고를 당한 사람들을 각기 다른 병원에 데려간다는 것이 언뜻 생각해봐도 말이 안 된다. 그가 이미 눈치챘을 수도 있지만, 아마 그냥 그렇게 믿고 싶었는지도 모르겠다. 그런 그가 측은하여 그의 하염없는 넋두리를 계속 듣고 있었다.

물리치료를 받기 시작한 지 2주쯤 지난 한적한 오후였다. 그에게 말도 안 되는 일이 일어났다. 사망한 택시 운전사 가족이라는 사람들이 그의 병실로 찾아와 행패를 부리기 시작했다. 지금이야 병실에 아무나 못 들어가게 출입을 통제하지만, 그 당시에는 누구나 거리낌 없이 드나들 수 있었다. 큰 소란이 일어나 병실에 사람들이 모여들었고 간호사들이 말려 보려 했지만 좀처럼 나아지지 않아, 결국 보안요원까지 출동하여 그 사람들을 데리고 나갔다. 그런데 그게 끝이 아니었다. 시도 때도 없이 찾아와 그를 괴롭혔다. 그들은 "얌전히 운전하고 있는 사람을 뒤에서 목 조르고 때리는 바람에 사고가 났다. 너 때문이다. 네가 책임져라. 이 나쁜 놈아."라고 고래고래 소리쳤다. "어린 놈이 그러면 안 된다. 거짓말 마라. 선량한 사람이 너 때문에 죽었다. 너는 살인자다." 진짜 그렇게 알고 있는 것인지, 아니면 모든 걸 알고도 일부러 그러는지 모르겠지만, 그들은 병실에 매일매일 찾아와 폭언을 퍼부었다.

이런 폭언을 들으면서 그와 그의 어머니는 극도의 스트레스에 시달렸다. 보안요원들이 끌고 나가고 경찰이 출동해 출입금지도 해보았지만, 그때뿐이었고 또 다시 몰래 들어와 그를 힘들게 했다. 참 별의별 일이 다 생긴다. 나중에 알고 보니, 운전기사의 부주의로 사고가 난 경우 유족에게는 보상금이 한 푼도 나오지 않는다는 것이다. 그들도 살아야 했기에 어떻게든 상황을 바꿔보려 했던 것이라지만 이건 해도 해도 너무 심했다. 오히려 돌이킬 수 없는 가장 큰 피해를 받은 사람은 그인데, 그들 때문에 오히려 그가 더 힘들어졌다. 결국, 한 달 정도 후에 그는 퇴원하였다. 몸이 나아지기도 했지만, 그들을 피하고 싶어 서둘러 퇴원했던 것 같다. 그래서 그와 마지막 인사도 충분히 나누지 못했다.

퇴원할 때까지도 그는 친구들이 사고로 죽었다는 걸 몰랐다. 언젠가는 알게 되겠지만 말이다. 자신의 몸을 추스르는 것도 힘들 텐데, 아마도 이제 그는 친구에 대한 죄책감을 가슴 한가득 품고 평생을 살아가야 할 것이다. 그토록 좋아하던 친구들을 잃었으니 쉽게 잊혀질 리 없다. 언제쯤 그가 마음의 짐에서 벗어날 수 있을지 모르겠지만 아무 일 없다는 듯이 어서 떨쳐내고 건강히 지낼 수 있길 바란다. 그가 살아가야 할 날이 너무 많기 때문이다. 그와의 짧은 인연을 뒤로하고, 나는 오늘도 여전히 내 일을 하고 있다. 아무렇지 않게 지내다가도 종종 그가 생각날 때가 있다. 그럴 때면 어렴풋이 그의 생각과 말투 그리고 지극한 친구 사랑이 어땠는지 기억이 나, 나에게도 그런 사람들이 있는지 다시 한 번 생각해보게 된다.

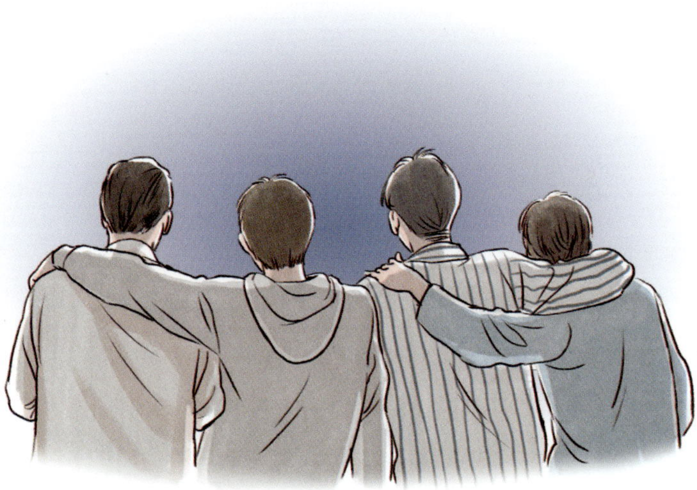

Power of love

뇌는 우리 몸의 모든 것을 통제하고 조절하는 핵심 중추이다. 우리가 생각하고, 느끼고, 움직이는 모든 것이 뇌에서부터 시작한다. 그래서 뇌 손상이 생기면 일상생활을 할 수 없을 정도로 심각한 증상이 나타난다. 불행히도, 나이가 듦에 따라 뇌 역시 노쇠해지면서 여러 질병이 발생하는데, 특히 뇌졸중은 점차 그 발생 빈도가 늘어나고 있는 심각한 병이다. 뇌졸중은 주로 노인들에게 발생하는 것으로 알려졌지만, 최근에는 젊은 뇌졸중 환자들이 많아지고 있다. 뇌졸중 후 정상적인 생활을 할 수 있을 정도로 증상이 개선된다면 큰 문제는 없을 것이다. 그러나 뇌졸중 환자들은 대개 크고 작은 증상 때문에 힘들어한다. 종종 신체장애가 회복되지 않고 오랫동안 남아있기도 한다.

언젠가 뇌졸중으로 병원에 입원한 젊은 여대생을 치료한 적이 있었다. 그 증상이 심각하고 장애가 남을 수 있다는 것을 알기에, 20대 초반에 찾아온 불행이라고 하기에는 너무 참혹한 것 같았다. 계속 병원에서 뇌졸중 환자들을 치료하고 있었기 때문에 환자들을 평가하고 치료하는 것이 특별한 일은 아니다. 하지만 이후 오랫동안 심각한 장애를 가지고

Tip FAST: 뇌졸중이 의심될 경우

- **Face: 얼굴 마비**
  - 웃었을 때 얼굴의 좌우 모양이 다른가?
- **Arms: 팔 · 다리 마비**
  - 한쪽 팔과 다리의 힘이 약하거나 쳐지는가?
- **Speech: 언어장애**
  - 발음이 어눌하고 대화를 잘 이어가지 못하는가?
- **Time: 신속한 응급치료**
  - 한 가지 증상이라도 의심된다면, 즉시 응급치료가 필요하다.

살아가야 할 젊은 뇌졸중 환자라는 것만으로도 큰 측은지심이 들었다. 휠체어에 똑바로 앉기도 힘들어 간신히 옆으로 기대고 앉아서 운동치료실로 온 첫 모습을 보면서 '과연 이 환자가 좋아질 수 있을까'하는 걱정이 앞섰다. 이런 생각이 내 얼굴에 묻어났는지 그녀와 어머니의 얼굴 또한 몹시 불안해 보였다. 환자 상태를 평가하고 치료계획을 세우며 열심히 치료하려고 노력하였다. 젊은 환자의 미래를 생각하자니 그렇게 하지 않을 수가 없었다.

치료하는 동안, 놀랍게도 그녀는 매우 빠르게 좋아졌다. 심지어는 오전과 오후의 몸 상태가 다를 정도였다. 뇌 손상 부위가 크지 않아서인지 혹은 젊어서 회복 잠재력이 큰 것인지는 모르겠지만, 어쨌든 다른 환자들에게서는 볼 수 없을 정도로 회복 속도가 빠른 것만은 사실이었다. 그래서인지 그녀는 누구보다도 치료에 적극적이었다. 한 달 정도 치료하였을 즈음, 휠체어에 앉아 있기도 힘들었던 그녀는 마침내 혼자서 일어서고 천천히 한 걸음씩 뗄 수 있을 만큼 회복되었다. 그러나 정말 아

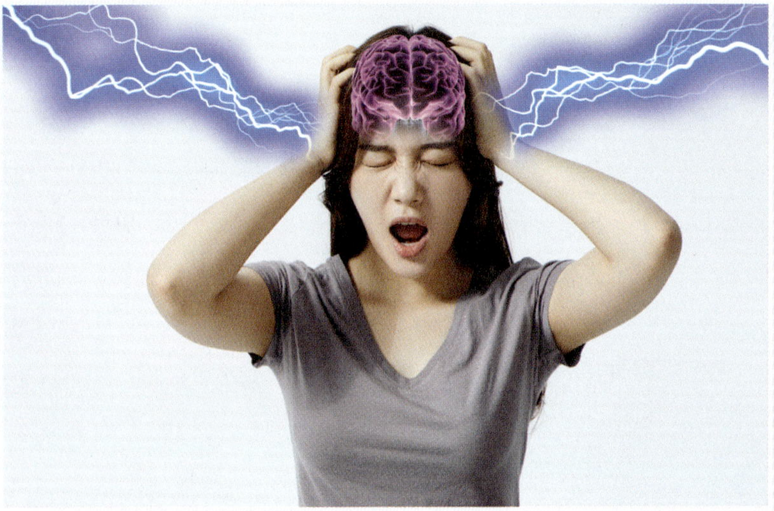

심한 두통은 뇌졸중의 첫 증상일 수 있다.

쉽게도 손동작은 거의 회복되지 않았다. 손동작이 안 되면 생활 자체가 불편할 것은 뻔한 노릇이었다.

손을 잘 움직이게 만들려고 나름대로 큰 노력을 했다. 손 기능훈련도 하였고 팔과 손이 뻣뻣해지지 않도록 공들여 운동도 시켰으며 손힘을 제대로 쓸 수 있도록 근육 하나하나에 전기자극도 해보았다. 하지만 생각과는 달리, 손동작 만큼은 회복될 기미가 전혀 보이지 않았다. 앞으로 좋아질 수 있다는 기대감도 있었지만, 손을 못 쓰는 뇌졸중 환자들을 많이 보아왔기에 약간 실망스럽기도 했다. 이런 마음을 들키지 않게 표정 관리를 하면서 안부 인사를 건네었고, 그렇게 토요일 오전 치료를 마쳤다. 퇴근과 동시에 모든 업무와 근심을 잊고 그간의 스트레스를 모두 날려버리려 주말 동안 친구들과 격하게 놀았다.

월요일 아침에 출근한 후 물리치료 차트를 정리하다가 문득 그녀가 생각났다. 지난 토요일에 어떤 치료를 하였고 환자의 상태가 어땠는지 생생히 기억났다. 이제는 지팡이를 짚고 걸을 수 있을 만큼 좋아진 그녀를 떠올리면서 '오늘은 어떻게 손을 치료할까?'라는 고민을 한참 동안 생각하고 있는데, 드디어 그녀가 운동치료실로 왔다. 매트 위로 올라와서 이런저런 운동을 한 후 손동작을 연습하려 하였을 때 나는 깜짝 놀라지 않을 수 없었다. 100% 정상은 아니었지만, 손을 매우 잘 쓰고 있었다. 분명 지난 토요일 아침까지만 해도 손을 거의 움직이지 못했는데, 어찌 된 일인지 월요일 오전이 되니까 자기 손으로 밥을 먹고 옷을 입고 씻기까지 할 수 있었다. 너무 궁금했다. 과연, 지난 주말에 무슨 일이 있었기에 이토록 놀랄만한 일이 벌어졌을까? 그녀에게 물어보니, 군대 간 남자친구가 휴가를 나와 병실로 면회를 왔고 너무도 걱정스러운 마

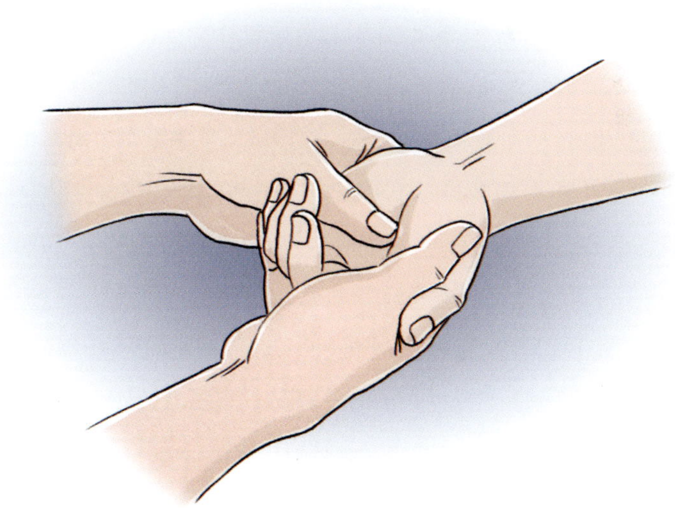

사랑을 담은 손길은 기적을 낳았다.

음에 열과 성을 다해 손을 10분간 쓰다듬어주고 주물러 주었다고 한다. 그런 후 기적과도 같이 손이 잘 움직인다고 하였다. 전혀 예상할 수 없었던 말에 적지 않게 당황하였지만, 그 상황을 생각해보니 나도 모르게 옅은 미소가 흘렀다.

오랫동안 물리치료사로 일했지만 이런 일은 처음인지라, 한동안 치료에 대해 많은 생각을 해보았다. '여태껏 내가 해왔던 치료가 정말 효과적이었을까?' 환자들은 아픈 몸을 치료하기 위해 항상 깊게 고민하고 생각하며, 무수히 많은 시도를 하고, 좋은 결과가 있기를 기다린다. 그만큼 결과에 영향을 미치는 요인이 많다는 얘기이다. 어찌 보면 내가 했던 치료보다 간절한 마음을 담아 건네는 눈빛과 사랑의 손길 그리고 환자의 절실한 마음이 더 큰 효과를 냈는지도 모르겠다. 사랑의 힘으로 일구어낸 이 기적 같은 일이 그저 지나가는 우연만은 아닌 것 같았다. 결국, 그녀는 거의 정상으로 회복되어 입원한지 한 달 반 만에 두 발로 씩씩하게 걸어서 퇴원하였다.

그녀를 보면서 느낀 것이 매우 많았다. '과연, 나는 나와 내 주변에서 일어나고 있는 일에 관해 무엇을 알고 있는 것인가?', '내가 옳다고 생각하는 것이 진정으로 옳은 것인가?' 이런 질문을 되뇌면서 다시 한 번 나를 돌아볼 수 있었다. 지금 그녀가 이 사회의 어떤 위치에서 어떤 삶을 살고 있는지 나는 모른다. 다만, 나와의 인연을 어렴풋이나마 기억했으면 좋겠고 앞으로도 계속 건강했으면 하는 바람뿐이다.

알 수 없는 관계와 눈에 보이지 않는 힘은 언제나 우리 삶에 영향을 미친다. 물리치료도 그렇다. 그렇기 때문에 물리치료사는 항상 겸손해야 한다. 지식의 향기에 취해 그 너머의 진실을 외면하는 어리석음을 범하진 말아야겠다고 다짐하였다. 이런 깨달음을 준 이 환자에게 진정으로 감사한 마음이 든다.

호연지기(浩然之氣)

가벼운 눈발이 날리는 초겨울이었다. 강남 신사동의 먹자골목 족발집에 13명의 물리치료사가 모였다. 모두 남자들이었다. 그날은 뇌졸중으로 치료를 받고 있는 어떤 할아버지의 아들이 병원 물리치료사들에게 한턱내는 날이었다. 할아버지 슬하 4남매 중 첫째여서인지 아버지에 대한 그의 사랑은 남달랐다. 그의 나이가 운동치료실 팀장님과 동갑이어서 서로 스스럼없이 친구처럼 지내고 있었다. 그래서 자신의 아버지를 치료하고 있는 물리치료실 직원들에게 저녁을 한번 대접하고 싶다고 해서 마련된 자리였다.

할아버지는 소싯적 공무원으로 일했는데, 땅을 보는 안목이 남달라 땅장사로 큰돈을 모으셨다. 서울이 한참 개발되는 시절이라 누구든 땅만 사놓으면 비싼 값에 되팔 수 있었을 것으로 생각하지만, 사실 그 당시를 살아가는 사람들에게 그것이 그리 쉬운 일은 아니다. 나중에 어떻게 될지 모를 땅을 큰돈 주고 사서 오를 때까지 계속 기다릴 수 있는 사람이 몇이나 있을까? 할아버지의 땅 투자 원칙은 간단했다. 일단 돈이 어느 정도 모이면, 어두운 밤 서울 중심에 우뚝 솟아있는 남산에 간다. 산꼭대기에서 대략 서울 시내를 한 번 훑어본 후 남산 타워 맨 위쪽에 있는 레스토랑에서 저녁을 먹으며 서울 시내 야경을 감상한다. 어느 동네가 불이 많이 켜져 있는지, 또 그렇지 않은 동네가 어딘지를 본다. 전등불이 많은 동네 사이사이에 불이 켜져 있지 않은 곳이 있다면, 그곳의 땅을 조금씩 사 모은다. 불이 많이 켜진 곳은 이미 개발이 되었다는 것이고 그렇지 않은 곳은 개발이 안 됐다는 것이다. 개발된 곳에 사람들이 모이면 그 사이사이 개발되지 않은 곳도 개발이 임박한 것이기 때문에 땅값은 오를 수밖에 없다는 것이다. 전문적인 부동산 지식도 없었고 경영 · 회계에 대해 배운 적도 없었지만, 할아버지의 안목은 실로 대단했다. 그렇게 서울 강남의 땅을 이곳저곳 사 모았고, 그래서 수백억 원이 넘는 어마어마한 재산을 모을 수 있었다.

할아버지는 1인실을 쓰고 있었다. 뇌졸중이 심해서 팔다리가 마비되고 거동할 수 없어 항상 휠체어를 타고 운동치료실에 왔다. 호흡이 불안정해서 기관절개(tracheostomy)를 하여 목에 숨구멍을 뚫고 있었다. 이 때문에 말을 할 수는 없었지만, 눈빛만은 대단히 또렷했다. 의식도 명료하여 주변 사람들이 말할 때면 조용히 경청하였고, 질문에 간단히 고개를 끄덕이며 대답할 수 있었다. 상태가 워낙 좋지 않고 나이가 많았던 터라 회복이 빠르지는 않았다. 할아버지는 무려 6개월 넘게 병원에 입원하였다. 대개 병원에서는 특별한 이유가 없는 한 3개월 이상 환자를 잡아두려 하지 않는다. 그러나 할아버지의 경우 아직 치료가 필요하기도 했지만, 하루에 40~50만원 쯤 하는 고급 병실을 쓰고 있었기에 병원으로서는 본인이 원치 않는 한 굳이 퇴원시킬 이유가 없었다.

맏이라서 그런지 그는 할아버지의 치료에 매우 관심이 많았다. 자기

사업도 바쁠 텐데 하루에 한 번 이상 병원에 들렀다. 혼자서만 할아버지를 돌보는 것 같아서 처음에는 할아버지 자식이 한 명인 줄 알았다. 그러나 언젠가부터 웬일인지 다른 가족들도 이따금씩 보이기 시작했다. 그의 남동생이 종종 할아버지 휠체어를 밀고 운동치료실에 와서 치료가 끝날 때까지 기다렸다가 다시 모시고 병실로 갔다. 어느 날 그와 동생이 할아버지와 함께 운동치료실에 왔던 적이 있다. 그는 어깨가 축 늘어진 채 굳은 얼굴을 하고 있었다. 고민이 가득한 것처럼 보였다. 치료가 끝나고 동생이 잠깐 자리를 비우자 그가 팀장님에게 조용히 하는 얘기를 먼발치서 넌지시 들었다. "아버지를 퇴원시키면 어떻게 되나요? 아버지가 잘못될까 봐 불안한데…. 집에 가면 안 될 것 같은데 자꾸 동생이 퇴원시키자고 하네요. 입원비도 비싸고 병원에서 하는 것도 없는 것 같으니 집에 가는 게 더 낫다고, 집에서도 충분히 돌봐드릴 수 있다고 하는데…." 그는 금방이라도 울어버릴 것만 같은 얼굴로 목메어 말을 이어갔다. "동생과 말하다 보면 너무 답답해요. 정말 아버지를 퇴원시켜도 되나요?" 사실, 이런 얘기는 주치의에게 해야 하는데, 주치의는 본인의 직분에서 합당한 얘기만 할 것이기에 그동안 가깝게 지낸 팀장님께 자기 고민을 털어놓은 것이다. 팀장님께서 말씀하셨다. "지금 퇴원하면, 아버지는 돌아가실 수도 있습니다." 틀린 말이 아니었다. 할아버지는 여전히 치료가 필요했기 때문에 집으로 가는 것이 다소 위험할 수 있었다.

그는 동생의 말에 더욱 가슴 아파했다. '아픈 아버지를 위해 쓰는 돈을 아까워하다니' 남의 일에 소리 내어 참견할 수는 없었지만 내가 생각해봐도 이해가 되지 않았다. 더욱이, 할아버지가 번 돈으로 할아버지가 쓰는 건데 말이다. 할아버지의 재산이 천문학적 숫자라서 얼마나 큰 돈인지 크게 와닿지는 않았지만, 언뜻 계산해봐도 하루에 수천만 원씩 탕

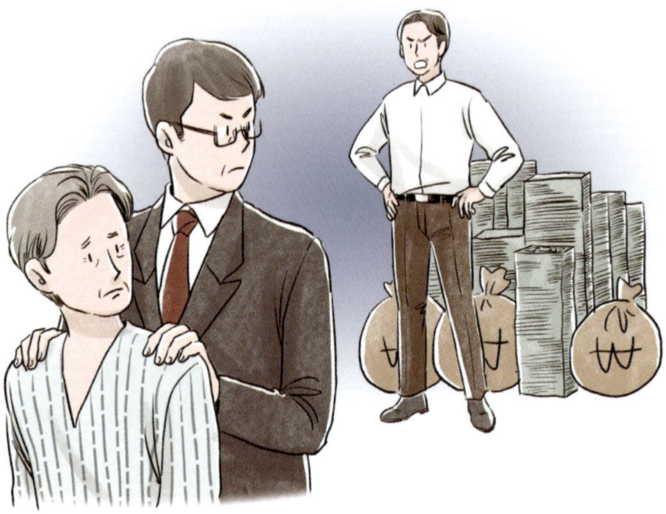

진해야만 재산이 불어나는 것을 간신히 막을 수 있는 정도이다. 그런데도 병원비를 아끼려고 한다. 할아버지의 목숨과 바꿀 수도 있는데, 도대체 무슨 생각인지 모르겠다. 팀장님은 그의 어깨를 토닥거리며 그가 듣고 싶었던 말들을 해주었고, 그렇게 그는 큰 위로를 받았다.

그는 팀장님의 따듯한 손길과 배려를 매우 고마워했다. 그래서 물리치료실 남자 직원 모두를 족발집으로 초대한 것이다. 예기치 않은 회식에 우리 모두 아주 즐거운 표정을 지어 보이고 웃으며 모였지만, 사실 어느 회사라도 회식을 좋아하는 직원은 그리 많지 않다. 어쨌든, 그의 정성을 알고 있기에 우리는 모두 감사한 마음으로 족발을 맛있게 먹었다. 그는 "이렇게 좋은 날, 어찌 술 한잔하지 않을 수 있겠습니까?"라고 말하며 막걸리를 시켰다. 그가 생각하는 술 한잔의 개념은 우리의 상식과는 아주 달랐다. 대개 막걸리를 시키면, 큰 투가리에 가득 담겨 나

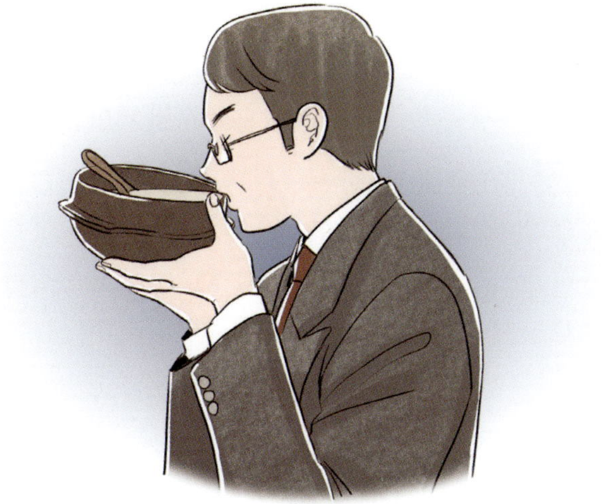

오고 조롱박 모양의 바가지로 막걸리를 떠서 잔에 부어 마신다. 잔도 크지 않아 가득 채운다고 해도 서너 모금 마시면 될 정도이다. 그런데 그는 갑자기 막걸릿잔은 필요 없다고 하며, 모든 사람 앞에 한 투가리씩 주문했다. 그때까지만 해도 설마 했는데, 그는 목에 힘을 주며 얘기했다. "남자는 모름지기 세상 기운을 담아 시름을 잊고 한잔 술을 다 마실 수 있는 용기가 있어야 한다. 이것이 호연지기다." 말이 끝나기가 무섭게 그는 투가리를 번쩍 들고 입을 떼지 않은 채 벌컥벌컥 막걸리를 마시기 시작했다. 이러다 말겠지 했는데, 이윽고 바닥이 보일 때까지 깔끔하게 투가리를 비웠다. 막걸리가 족히 2,000cc는 되어 보였는데 한 방울도 남기지 않고 다 마신 것이다. 이것을 우리는 흔히 '원샷'이라고 한다. 모두가 깜짝 놀랐다. 그는 계속 '호연지기'를 외치면서 옆에 앉은 팀장님에게도 마시라고 권했다. 팀장님도 질 수 없었는지 멋지게 원샷으로 끝냈고, 우리는 마치 파도타기를 하는 것처럼 그 큰 막걸리 투가리를 차례대로 원샷하였다. 그렇게 두세 번 마시고 나니 모두가 취해 족발을 먹는 건지, 막걸리를 먹는건지, 혼자 온 건지, 누구랑 같이 왔는지 헷갈릴 정도가 되었다. 그날 족발집 투가리는 모두 우리 테이블에 있었다. 그렇게 회식은 행복하게 끝이 났다.

다음날 '호연지기(浩然之氣)'의 정확한 뜻을 알고 싶어 열심히 찾아보았다. 호연지기는 세상에 꺼릴 것이 없는 크고 넓은 도덕적 용기를 말한다. 맹자는 흔들리지 않는 굳센 마음을 얻는데 이 호연지기를 기르는 것이 필요하다고 했다. 아무리 생각해봐도 막걸리 투가리 원샷과는 관계가 없는 듯했다. 그가 호연지기를 계속 외쳤던 이유가 단순한 술버릇일 수도 있겠지만, 병석에 누워있는 아버지와 나이 든 동생들의 철없는 행동 때문에 흔들리는 마음을 다잡고자 했던 것이었는지도 모르겠다. 그날 이후로 그는 더욱 친근하게 다가왔고 나 역시 환자의 보호자에게 느낄 수 있는 부담을 내려놓을 수 있었다. 그 이후로도 그는 종종 팀장님과 술자리를 가졌고 이런저런 고민거리를 얘기하며 편하게 지냈다. 아마도 할아버지가 좋아지지 않고 행여라도 돌아가시게 된다면 동생들과 다툼이 생길까 봐 걱정했던 모양이다. 아버지가 이루어 놓은 그 수많은 재산을 어떻게 나누어야 하는지를 놓고 가족끼리 다툼이 벌어질 것은 불을 보듯 뻔한 일이었다. 가족을 돌봐야 하는 장남으로서 큰 고민이 아닐 수 없겠지만, 무엇보다도 그런 낌새를 모를 리 없는 할아버지의 마음은 더욱 안 좋을 것 같았다.

그를 보면서 아주 잠깐 가진 게 많지 않은 내가 다행이다 싶었다. 하지만 그래도 종종 그런 큰 재산을 가지면 어떤 느낌이 들까 궁금하기도 했다. 우리는 돈이 많아 큰 집에서 살면서 좋은 차에 화려한 옷을 입고 다니는 이들을 '잘 사는 사람'이라고 말한다. 하지만 그런 사람을 '잘 사는 사람'이 아닌 '부자'라 부르는 게 맞다. '잘 산다'는 것은 '돈이 많다'는 것이 아니라 '가족 간의 관계가 좋다'라는 뜻이다. 돈이 많고 관계도 좋으면 최고이겠지만, 그런 경우는 드문 것 같다. 할아버지를 보면서 잘 사는 것이 참 어렵다는 것을 느끼게 되었고, 나 역시 오늘도 어떻게 하면 잘 살 수 있을지 계속 고민하고 있다.

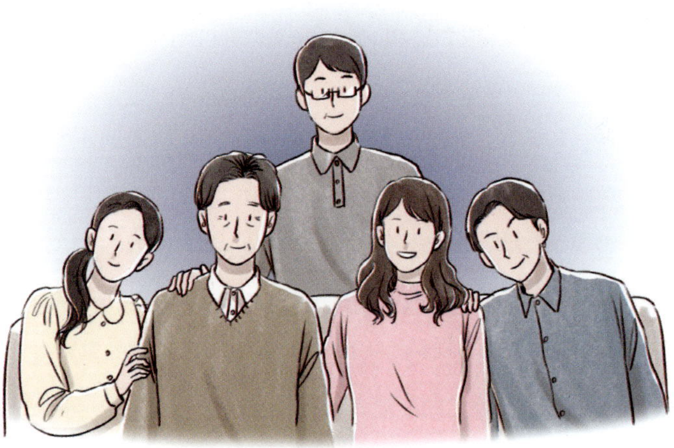

Coma[koʊmə]: 혼수상태

몸도 마음도 무거운 월요일이었다. 오전 동안 입원환자 운동치료를 마치고 오후에 중환자실로 향했다. 중환자실은 상태가 중한 환자들이 입원하고 있는 곳이다. 의식이 없는 환자들도 있고 의식은 있어도 몸 상태가 좋지 않아 절대 안정이 필요한 환자들도 있다. 상태가 좋아지면 일반병실로 옮겨 치료를 받겠지만, 그렇지 못한 경우에는 오랫동안 중환자실에 있어야 할 수도 있다. 움직이지 않고 오랫동안 누워만 있으면 관절은 굳고 근육은 위축된다. 심한 경우 허파에 가래가 많이 쌓여 폐렴이 되기도 한다. 이를 예방하기 위해 물리치료사는 운동치료와 호흡 물리치료를 한다. 환자들의 상태가 심각해서 운동치료실에서처럼 전력을 다해 기능훈련을 할 수는 없지만, 중환자실에서 하는 간단한 운동만으로도 나중에 큰 도움이 될 수 있다.

나의 중환자실 첫 환자는 교통사고로 뇌손상을 입어 혼수상태에 빠진 20대 초반의 젊은 여자였다. 그녀는 횡단보도를 건너던 중 브레이크가 고장난 버스와 충돌하면서 머리를 크게 다쳤다. 응급 수술을 받고 중

환자실에 입원한 지 두 달이 넘었지만, 여전히 혼수상태에서 빠져 위태롭게 생명을 이어가고 있었다. 중환자실에 치료하러 갈 때면 언제나 그녀의 부모님이 병원 복도에 서서 문틈으로 어렴풋이 보이는 자신의 딸을 하염 없이 바라보고 있었다. 담당 물리치료사로서 어떻게 치료할지 계속 고민하고 있다고는 하나, 매일 그녀를 애처로운 눈빛으로 바라보는 부모만큼 안타깝지는 않을 것이다. 병원에 누워있기엔 그녀가 너무 젊기에 더더욱 마음이 무거웠다.

처음 본 날 간단히 그녀의 몸 상태를 살폈다. 다행히 뇌 손상 이외에 다른 문제는 없었다. 머리에는 수술을 받은 흔적이 뚜렷이 보였고 호흡 관리를 위해 기관절개(tracheostomy)를 하여 목 아래쪽에 숨구멍을 뚫어 놓은 상태였다. 그리고 그녀 주변에는 호흡기, 산소포화도 측정기, 수액 주사기 등 많은 장비가 달려 있었고, 침대 옆에는 심장 반응, 맥박

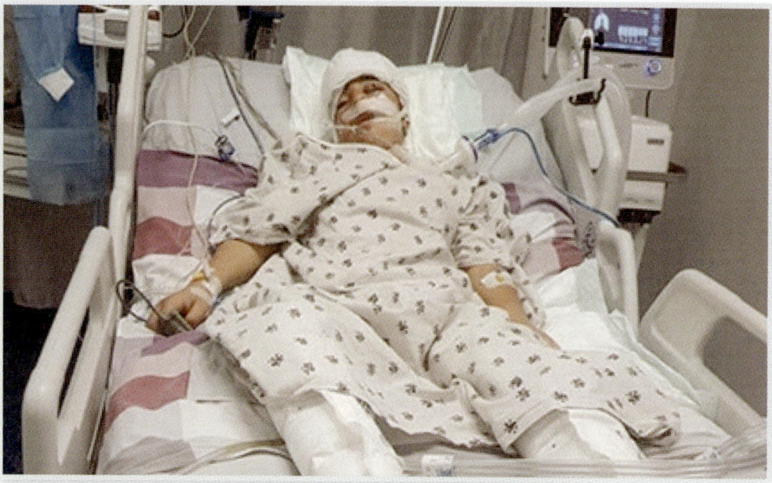

중환자실에서 환자들은 몸 상태를 모니터하는 여러 장비를 달고 있어야 한다.

수, 호흡수가 자동으로 표시되는 모니터가 있었다. 장비 소음과 소독약 냄새 그리고 의사와 간호사들의 분주한 움직임. 이런 번잡한 환경 속에서 치료하기도 쉽지 않았지만, 무엇보다도 혼수상태에 빠진 환자와 소통할 길이 없다는 것이 가장 힘든 일이었다. 의식이 돌아올 날만을 간절히 기다리는 부모의 마음을 생각해보면 정말 열심히 치료해야 하는데, 중환자실에서는 사실 그러기가 쉽지 않다.

우선, 치료에 앞서 그녀에게 간단히 나를 소개했다. "나는 관절과 근육이 굳지 않게 운동시키러 온 물리치료사입니다."라고 말하고 왜 운동해야 하는지 천천히 설명했다. 혼수상태에 빠져 어떤 반응도 보이지 않는 환자에게 혼자 중얼거리는 내 모습을 보고, 옆에 있는 간호사들이 이상하게 쳐다보았다. 내가 왜 그렇게 했는지는 정확히 기억나지 않지만, 아마도 그녀와 그녀의 부모에 대한 최소한의 예의라고 생각했던 것 같다. 중환자실에서 그녀를 치료할 때마다 이런저런 에피소드를 하나씩 얘기해주었다. 퇴근 후에 친구들과 저녁 먹으면서 놀았던 얘기, TV 드라마 얘기, 물리치료를 받은 환자가 좋아졌던 얘기, 대학 동기들 얘기, 집에 갈 때 버스에서 봤던 얘기 등 온갖 이야기를 하면서 10분 남짓의 치료 시간을 보냈다. 사실, 그저 나 혼자 지껄이는 말이어서 그다지 큰 의미는 없었다. 이런저런 얘기를 하면서 치료하면 나 자신이 덜 힘든 것 같아서 그렇게 했다. 의식이 없으니 얼마만큼 좋아졌는지도 모르겠고, 더욱이 그녀처럼 심장 · 호흡 기능이 약한 환자에게 물리치료보다는 위태위태한 생체 징후를 잘 유지하는 것이 더 중요한 것 같아서 물리치료에 집중하기가 어려웠다. 그렇게 한 달 정도 치료하던 중, 매우 다행히도 그녀의 상태가 좋아져 일반병실로 옮겨졌다. 그 후 담당 물리치료사가 다른 사람으로 바뀌면서 더는 그녀를 만나지 못했다.

한 달쯤 지났을까? 무료한 하루를 보내고 있을 즈음, 신경외과로부터 입원환자 치료의뢰를 받았다. 어딘가 낯익은 이름이다 싶어 자세히 살펴보니, 바로 그녀였다. 중환자실 생각이 나서 먼저 그녀의 의무기록 차트를 유심히 읽어보았다. 그녀는 일반병실로 옮긴 후 혼수상태에서 깨어났고 호흡도 좋아져 목에 있던 숨구멍도 막은 상태였다. 궁금했다. 그녀가 어떤 모습일까? 불과 한 달 전만 해도 중환자실에 누워 초점 없는 눈동자로 천장만 응시한 채 각종 장비에 의존해서 생명을 이어가던 그녀였다. 무엇보다도 의식이 돌아왔다는 게 놀라웠다. 마침내 운동치료실로 그녀가 왔다. 휠체어에 앉아 있는 모습은 생각했던 것보다 좋아 보였다. 몇 달을 중환자실에 누워 있었다는 것이 믿기지 않을 정도였다. 처음 오는 곳이라 궁금해서 두리번거릴 만도 한데, 그녀는 마치 아는 사람을 만난 것처럼 또렷한 눈빛으로 나를 계속 쳐다보고 있었다. 핏기 없는 얼굴과 짧은 머리에 수술 흉터가 보였던 중환자실 모습은 온데간데없이 어느새 머리카락이 자라 흉터는 보이지 않았고 얼굴에도 윤기가 흘렀다.

휠체어에 앉아 있는 그녀를 치료 매트에 올려놓고, 옆에 앉아서 팔다리를 움직여가며 '관절은 잘 움직이는지', '근육에 힘이 들어가는지' 평가하였다. 뇌손상 때문에 왼쪽 팔다리를 부드럽게 움직이지 못하는 것 빼고는 다 좋았다. 그녀는 매일 늦은 오후에 운동치료실로 와서 1시간 정도 기능훈련과 근육운동을 한 후 다시 병실로 올라갔다. 어느 날 그녀는 뜬금없이 내게 말을 건넸다. "요즘도 술 많이 드세요?" 나는 이게 무슨 말인가 싶었다. 사실, 전날 친한 친구와 맥주를 많이 마신 탓에 다소 피곤했었는데, 그녀가 내 얼굴을 보고 그러는가 보다 생각했다. 이런저런 얘기를 주고받던 중 그녀에게 놀라운 얘기를 들었다. 그녀는 교통사고를 당한 일과 수술받은 일은 전혀 기억하지 못했지만, 신기하게도 그 이후의 일들을 모두 기억하고 있었다. 수술 후 그녀는 석 달 동안이나 혼수상태에 빠져 있었는데 말이다. 혼수상태처럼 보였지만, 그녀의 눈과 귀는 열려 있었고 그녀는 모든 것을 보고 들을 수 있었다. 이 사실을 의료진들만 몰랐다. 아니, 그럴 가능성에 아무도 관심을 두지 않았다는 말이 더 정확한 것 같다. 나는 그것도 모르고, 중환자실에 누워 있는 그녀에게 유독 술 마신 얘기를 많이 했었나 보다.

혼수상태에 빠져 어떤 반응도 보이지 않았던 환자가 실제 의식이 있다고 생각하는 사람은 아무도 없을 것이다. 아무런 의미 없이 건넸던 말들이 그녀에게는 큰 위로가 되었던 모양이다. '의식이 또렷함에도 자신의 몸도 못 가누고 아무 반응도 할 수 없었던 그녀가 3개월 넘게 꼼짝없이 침대에 누워만 있기가 얼마나 힘들었을까?', '그동안 그녀의 눈앞에 스쳐 갔던 그 많은 사람들을 그녀는 어떻게 생각하고 있었을까?' 이런 생각을 해보니, 마음 한구석이 아련해졌다. 어떤 사람도 자신에게 말 걸어줄 리 없는 중환자실에서 그녀는 나의 말 한마디를 그리워했나 보다. 내 얘기는 매우 간단하고 짧았지만, 그녀가 느끼는 여운은 무엇보다도 길었던 듯하다. 그래서인지 그녀는 유독 나를 잘 따랐고 치료도 열심히 받았다. 상태가 점점 좋아져 잘 걸을 수 있을 무렵 그녀는 퇴원하여 집으로 돌아갔다. 완전하게 회복되지는 않았지만, 그녀는 부모님 손을 꼭 잡고 건강하게 걸어 나갔다.

중환자실의 인연이 그렇게 퇴원하던 날, 밝게 웃으며 눈인사를 건네는 그녀를 보면서 중환자실 첫 만남이 문득 떠올랐다. 나의 얘기를 듣고 힘을 얻었을 그녀를 생각해보니, 어떤 말도, 어떤 일도 허투루 해서는 안 되겠다는 생각이 들었다. 명품과 짝퉁의 차이는 작은 데 있다고 한다. 겉모양과 브랜드는 쉽게 따라 할 수 있지만, 그 안의 깊은 정성과 자부심은 흉내를 낼 수 없는 것이다. 그래서 명품 가방은 눈에 안 보이는 곳일지라도 구석구석 바느질 마감 처리가 아주 깔끔하게 잘 되어 있다. 물리치료사도 마찬가지다. 물리치료사를 단순 직업으로 생각하기보다는 환자들의 마음을 헤아려 어루만져줄 수 있는 태도가 필요하다는 것을 먼저 생각해주었으면 좋겠다. 물리치료사는 누구나 명품이 되어야 한다. 왜냐하면, 물리치료사는 누군가 가장 힘들고 어려울 때 만나는 사람이기 때문이다.

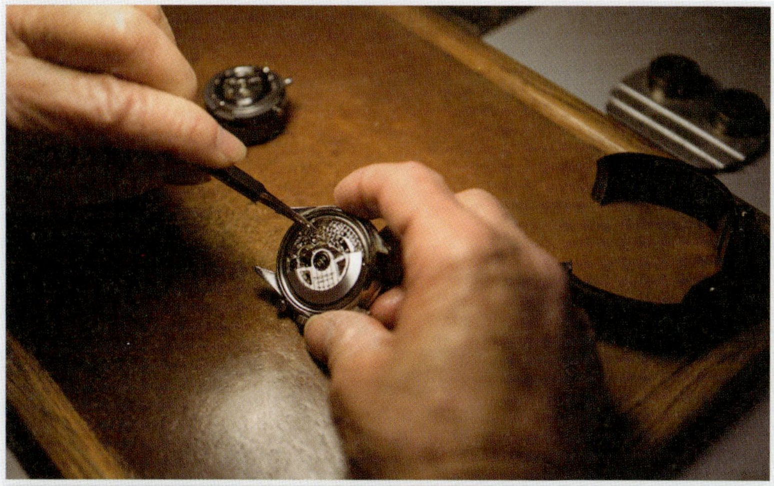

명품의 가치는 드러나지 않는 작은 부분을 소중히 생각하는 것에 있다.

매너리즘

병원에서 일하기 시작한 지 5년쯤 된 어느 날이었다. 교통사고로 심한 뇌손상을 받은 아주머니가 운동치료실에 왔다. 휠체어에 앉아 있는데 얼핏 보기에도 상태가 매우 안 좋아 보였다. 큰 충격으로 두개골이 함몰되면서 뇌출혈이 심해 머리 안에 고여 있는 혈액을 빼내는 응급 수술을 한 환자였다. 뇌수술 후 1개월이 지났지만, 여전히 몸 상태가 불안정해 보였다. 부서진 머리뼈와 손상된 왼쪽 뇌 일부를 제거하는 수술을 했지만, 뇌 붓기가 안 빠져 머리뼈를 원래 모양으로 복원하지 못한 채였다. 한쪽 눈이 반쯤 감겨 있고 눈 초점도 맞지 않아 의식이 정상인지도 의심스러웠다. 사고 직후 호흡이 안 돼 급하게 목에 숨구멍을 뚫어 놓은 상태라 그 어떤 소리도 내지 못했다. 환자의 상태가 몹시 안 좋게 보였던지라 사실 치료 전부터 걱정이 앞섰다.

처음에는 어떻게 해야 하나 고민이 많았다. 아주머니의 상태가 워낙 심했던 탓에 원하는 만큼 좋아지지 않을 것 같다는 생각이 들었다. 물리치료사가 마음에 어떤 한계를 갖는다면 환자는 더 큰 절망에 빠질 수 있다는 것을 잘 알고 있었다. 그런데도 아주머니의 상태를 보고 다소 자신감을 잃었던 것 같다. 치료하면서 환자와 소통하고 조금씩 좋아지는 모습을 보는 것이 물리치료사의 보람이고 일하는 재미인데, 이 아주머니에게서는 기대할 수 없을 것 같아 사실 의욕도 많이 떨어졌다. 그러다 보니 정성을 다하지 않았고 치료를 소홀히 할 때가 더러 있었다. 치료 매트에서 오른쪽 팔다리 운동을 할 때면 아주머니는 힘없는 눈빛으로 나를 계속 쳐다보았고 나는 혼잣말로 영혼 없는 얘기를 계속하면서 운동을 이어갔다. 간단한 운동을 하고 억지로 앉았다 일어나는 훈련을 반복하며 치료 시간을 채워갔다. 물리치료사가 의욕을 갖고 있지 않으니 환자의 몸 상태가 더 나아질 리도 없었다.

운동치료를 시작한 지 두 달 정도 되었을 즈음 아주머니는 머리뼈를 복원하고 목에 있는 숨구멍을 막는 수술을 하였다. 이 때문에 오랫동안 운동치료실에 오지 않았다. 입원해서 이런저런 이유로 물리치료를 몇 달씩 거르는 환자들을 자주 보아왔기에 이 아주머니도 운동치료보다 더 급한 일이 있겠거니 생각하며 잠시 잊고 지냈다. 한 달 정도 지났을까? 아주머니가 다시 운동치료실에 왔다. 수술 후 머리 모양이 동그랗고 예뻐졌다. 그리고 목에도 더는 숨구멍이 없었다. 하지만 여전히 별다른 반응을 보이지는 않았다. 그저 묵묵히 따라서 운동만 했고 여전히 또렷하지 않은 눈빛으로 쳐다볼 뿐이었다.

또 그렇게 두 달 정도가 흐른 어느 날이었다. 전날 밤늦게까지 회식을 하였던 탓에 무척 피곤해서, 연신 시계를 보며 퇴근 시간만 손꼽아 기다리고 있었다. 늦은 오후에 아주머니가 치료를 받으러 내려왔다. 다른 날과 다름없이 매트에 누워 오른쪽 팔다리 운동을 하고 있는데, 갑자기… 아주 갑자기, "선생님, 어제 무슨 일 있으셨어요? 얼굴이 매우 힘들어 보이세요."라고 어디선가 나지막한 목소리가 들렸다. 아주머니였다. 아주 작은 소리였지만 분명히 들었다. 지난 5개월 동안 단 한 번도

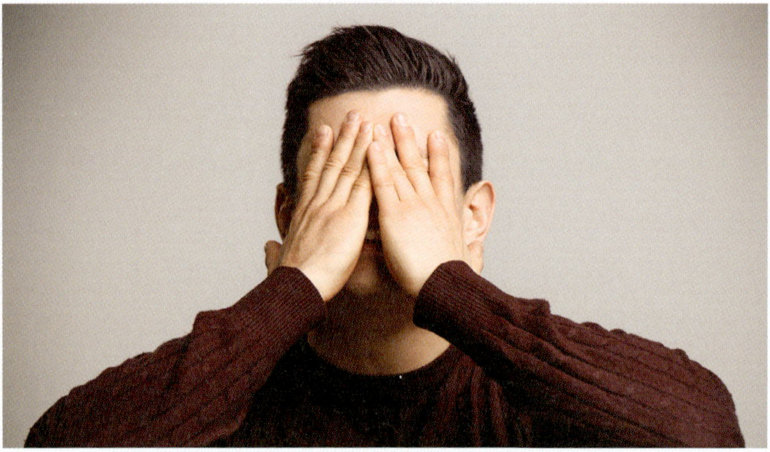

진정 부끄러운 일은 잘못했을 때가 아니라 그게 잘못인지도 몰랐다는 것이다.

들어보지 못했던 목소리였고, 심지어 나는 이 아주머니가 의식이 또렷하지 못해 말을 하기 어렵다고 생각했었다. 전혀 예상치 못했기 때문에 나는 머리를 크게 얻어맞은 것처럼 멍하니 아주머니의 얼굴을 바라볼 수밖에 없었다. 2~3분 동안 놀란 토끼 눈으로 아주머니를 빤히 쳐다보다가, 그 얼굴의 옅은 미소를 느끼는 순간 현실로 돌아왔다. 그동안 내가 무슨 짓을 한 건가? 이분은 상태가 심해 보였을 뿐 의식은 또렷했고 하고자 하는 의욕 또한 높았다. 내가 정말 아무 생각 없이 치료했던 것이다.

정신을 차리고 돌이켜 보니 그동안의 내 생각과 행동이 너무 부끄러웠다. 아주머니는 빨리 좋아져 이전처럼 지내는 것이 너무도 간절했을 텐데 나는 진정 무엇을 했단 말인가? 아주머니에게 너무 미안해서 마음이 무척 불편했다. 운동치료가 끝나고 아주머니는 병실로 올라갔지만, 이분이 처음 왔을 때부터 지금까지의 일이 모두 생각나 나는 쉽게 운동

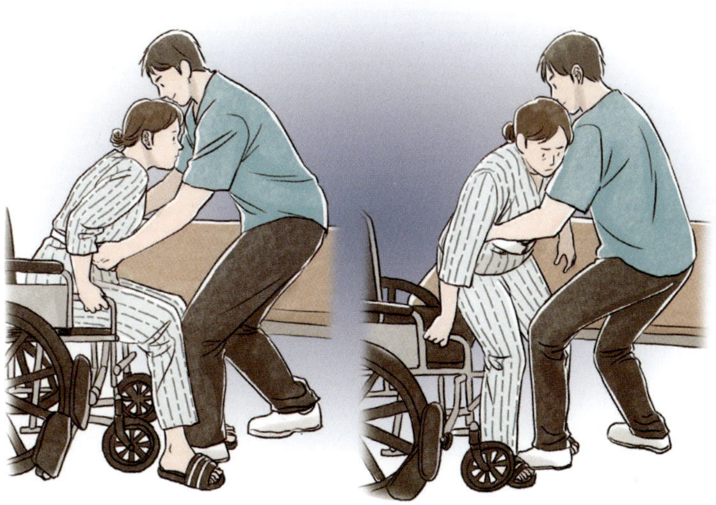

치료실을 떠날 수가 없었다. 퇴근 시간이 한참 지나서까지 우두커니 운동치료실에 혼자 남아 있었다. 집으로 돌아오던 중 혼자서 조그만 동네 카페에 앉아 또 한참을 생각해 보았다. 별별 생각이 다 들었다. 처음 병원에 취업했을 때 어떤 느낌이었는지, 그동안 어떤 환자들을 치료했고 그분들이 얼마나 좋아졌는지, 주변 사람들에게 나는 어떤 사람이었는지. 참으로 많은 생각을 했다.

다음 날 오후, 어김없이 아주머니께서 운동치료실에 왔다. 환자가 어떤지 알게 된 이상 어제의 나일 수는 없었다. 그동안의 소홀함을 만회하기 위해 이제는 정말로 최선을 다해야 했다. 다시 한번 자세히 아주머니의 상태를 살폈다. 아직도 오른쪽 팔다리를 잘 움직이지는 못했지만, 다리 힘은 조금씩 나아지고 있었기에 잘만하면 걸을 수도 있겠다고 생각되었다. 감각이 약간 떨어지기는 했지만 큰 문제는 없을 것처럼 보였고, 무엇보다도 아주머니의 의지가 대단했다. 짧은 시간이었지만 굳은 결심을 하고 정말 열심히 치료했다. 그러는 사이 아주머니의 상태는 점점 좋아졌다. 혼자서 거뜬히 설 수 있었고 지팡이 짚고 한두 걸음씩 뗄 수 있을 정도가 되었다. 불과 한 달 만에 이룬 놀라운 성과였다.

걷기 시작하면서 아주머니께서 마음이 놓였는지 말을 건네는 횟수가 조금씩 많아졌다. 하지만 작은 목소리 때문에 얘기할 때마다 귀를 쫑긋 세워 집중해야만 했다. 아마도 오랫동안 목에 숨구멍을 뚫고 있었던 탓에 목이 뻣뻣해져서 큰 소리를 내기 어려웠나 싶었다. 생각했던 것처럼 목을 편하게 움직이지도 못했고, 심지어는 침 삼킬 때 목 안쪽에서 걸리는 느낌이 들어 목을 앞으로 쭉 빼는 동작을 보였다. 목 운동할 때마다 아주머니가 조금은 불편한 것처럼 눈살을 찌푸리고 있었지만, 나는 이에 아랑곳하지 않고 목 마사지와 스트레칭을 반복해서 했다. 일주일쯤 되니 목 운동이 한층 편해졌고 목소리도 조금씩 커졌다. 침 삼키는 것도 크게 불편하지 않을 정도가 되었다. 그러는 사이 아주머니의 표정은 더욱 좋아졌다.

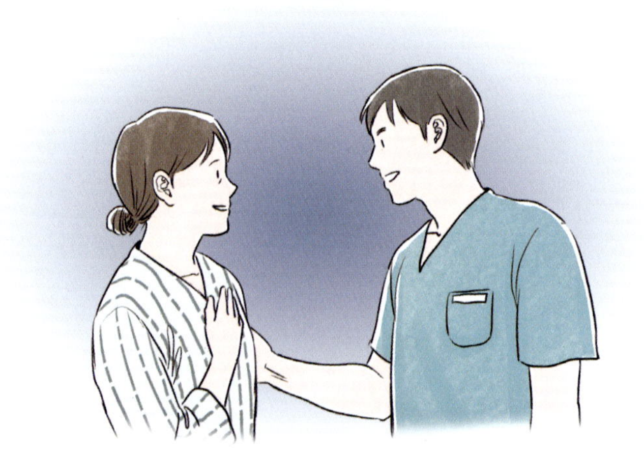

아주머니께서는 두 달 정도 치료를 더 받았고, 혼자 천천히 걸어서 퇴원하였다. 그 후 외래 진료를 볼 때마다 항상 운동치료실에 들리셨고 내 손을 잡으며 온화한 미소로 감사한 마음을 표현하셨다. 그럴 때면 아무리 바쁘더라도 치료실 문까지 나가 배웅을 하고 먼발치서 아주머니가 안 보일 때까지 걸어가는 뒷모습을 계속 바라봤다. 죄송한 마음이 앞서기도 했지만, 무엇보다도 진정으로 이 일을 어떻게 해야 하는지 깨닫게 해준 것이 고마워 그만큼 아주머니에 대한 여운이 크게 남았던 것 같다. 오랫동안 일하면서 나도 모르게 자꾸 평범함에 젖어간다. 열정도 있었고 진정성도 있었고 노력도 많이 했다. 그러나 어느 순간부터 모든 일이 익숙해지면서 점점 편안함을 좇아간다. 물리치료사는 다른 사람의 인생을 바꿔줄 수 있는 중요한 사람이다. '이 일을 언제까지 할지 잘 모르겠지만, 항상 나의 모습이 부끄럽지 않도록 내가 하는 일의 가치를 떨어뜨리지는 말아야겠다.'라고 하루하루 마음속 깊이 되뇌고 있다.

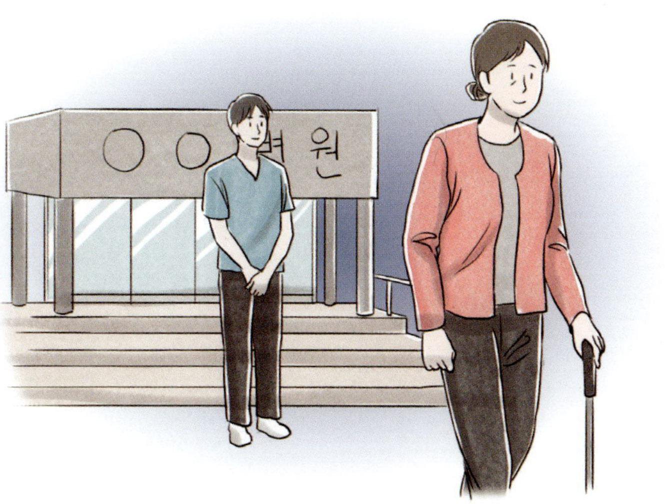

뭣이 중한디?

한껏 높은 하늘에 태양이 이글대는 매우 더운 여름날이었다. 사실 물리치료실에서 일하다 보면 바깥이 더운지 추운지 알 수 없다. 일이 바빠 바깥 공기를 느낄 여유가 없기도 하지만, 더운 여름에는 특히 밖에 나가기 싫기 때문이다. 등에서 땀이 줄줄 흘러내리는 더운 날씨에는 병원이 최고다. 시원한 에어컨에 온갖 편의시설 그리고 때 되면 밥도 꼬박 챙겨 먹을 수 있는 병원이야말로 천국이라고 할 수 있다. 이런 생각을 하며 오전을 보내고 나름의 감상에 젖어 힘든 병원 생활에 위로를 받으며 늦은 오후를 보내고 있을 즈음이었다. 물리치료실 바깥에서 큰 소란이 일어났다. 조금만 지나면 퇴근할 수 있다는 희망을 품고 있었던 터라 그냥 무시하고 싶었다. 하지만 워낙 큰 소리가 났고 사람들 여럿이 모여 있었기에 무슨 일인가 싶어 들여다보게 되었다.

물리치료실 입구에는 휠체어가 드나들 수 있을 정도의 큰 자동문이 있다. 그리고 문 앞쪽으로 몸이 불편한 환자들이 누구나 쉽게 이용할 수

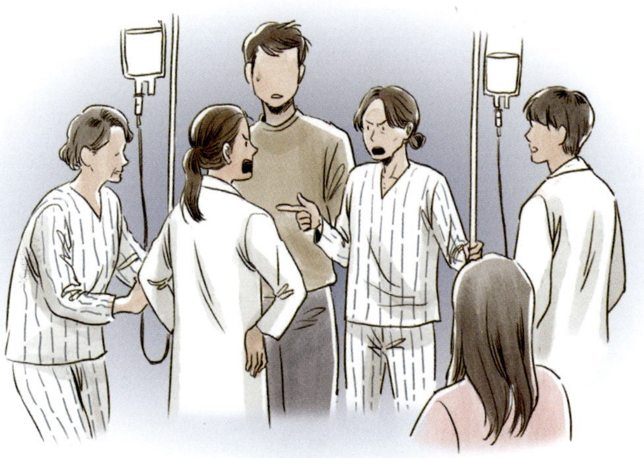

있는 화장실이 있었다. 소란은 화장실에서 일어났다. 어떤 아주머니와 흰 가운을 입은 사람이 서로 소리치며 싸우고 있었다. 환자복을 입은 채 수액주사를 달고 있는 거로 봐서는 분명 입원한 환자인 것 같은데, 무슨 일인지 무척 화가 난 얼굴로 거침없이 격한 말을 내뱉고 있었다. 아무리 말리려 해도 진정이 되지 않았다. 병원도 사람 사는 곳이라 서로 다른 생각에 오해도 많고 다투기도 하지만, 이렇게 큰 소리를 내며 싸우는 일은 흔치 않다. 결국 싸움을 말리려 병원의 보안 요원까지 출동해 있었다. 수군대는 사람들 곁에서 오가는 얘기를 들어보니 환자복을 입은 아주머니는 췌장암 3기 진단을 받고 입원하여 이틀 뒤에 수술을 받기로 예정된 환자였다. 외모로 보나 목소리로 보나 대략 50대 초반으로 보였다.

환자는 병원에서 최상의 서비스를 받을 권리가 있고, 병원은 환자들에게 가장 좋은 서비스를 제공해야 할 의무가 있다. 그래서 좋건 나쁘

건 간에 병원에서 환자들이 불평불만을 토로하는 것은 사실 당연한 일이다. 문제는 그 아주머니와 언쟁을 하던 흰 가운을 입은 사람의 정체였다. 매우 낯이 익어 누군지 자세히 들여다보니, 물리치료실에서 실습 중이던 여학생이었다. 임상 실습을 시작한 지 일주일 정도 되었고 나이가 또래보다 몇 살 많은 터라 좀 더 잘해 주었는데, 이런 소동을 일으킨 것이다. 이런 경우 옳고 그른 건 중요하지 않다. 병원 입장은 아주 분명하다. 환자와 의료진 사이의 사소한 분쟁에서는 항상 환자의 이익이 우선이다. 누군가는 '학생은 의료진이 아니다'라고 말할 수 있다. 그러나 환자들은 병원에서 흰 가운을 입고 있는 사람들을 모두 의료진이라 생각한다. 환자가 그 사람이 학생인지 아닌지 구분해야 할 의무는 없다. 대학병원에서 물리치료사는 환자 치료뿐만 아니라 실습 학생 교육도 책임을 진다. 그래서 이런 일이 생기면 그 이유에 상관없이 물리치료사들도 질책을 받는다.

병원 사정을 잘 모르는 어린 학생이라고 할지라도 의료진이 될 사람이라면 사람들이 어떤 마음으로 병원에 오는지만큼은 꼭 알아야 한다. 몸이 아픈 환자들은 불안하고 우울한 마음에 매우 예민해져 있는 경우가 많다. 특히, 암이라고 하는 병은 그 어떤 병보다도 더욱 몸과 마음을 쇠약하게 만든다. 치료의 끝을 알 수 없는 사람들이 느껴야 할 불안감과 절망감 그리고 죽음에 대한 두려움은 직접 겪어보지 않고는 잘 모른다. 병마와 싸워서 이길 수 있을지 그 결과를 알 수 없고, 간혹 불확실성의 대가가 죽음일 수도 있기에 끝없는 불안감에 휩싸일 수밖에 없다. 그렇기에 의료진들은 그 누구보다도 환자들을 잘 이해하고 위로할 수 있어야 한다. 어쩌면 환자의 말투와 태도가 다른 사람들이 보기에 다소 신경질적이고 날카로웠을지도 모른다. 그래서 사소한 말다툼이 생겼을 수도 있다. 그러나 다른 곳이면 몰라도 병원에서는 이런 경우조차도 환자의 입장에서 생각하고 대응해야 한다. 특히, 의료진이라면 더더욱 그래야 한다. 이 또한 실습 학생이 배워야 할 중요한 덕목이다.

아무리 작은 일이라도 빨리 해결하지 못하면 문제는 점점 더 커지기 마련이다. 이런 경우 가장 좋은 방법은 가능한 한 빨리 병원 의료진이 진심 어린 사과를 하는 것이다. 그러나 화가 머리끝까지 난 사람이 그 화를 쉽게 누그러뜨릴 리 만무하다. 학생이 직접 눈물을 흘려가며 연신 죄송하다고 말했고 물리치료실 부서장이 사과했는데도 이 환자의 화는 전혀 풀리지 않았다. 어떻게든 이 문제를 해결하고자 학생이 다니는 학교의 담당 교수에게 도움을 청했다. 담당 교수가 직접 와서 학생 잘못에 대해 머리 숙여 사과한 후에야 간신히 환자의 마음을 달랠 수 있었다. 이번 일이 물리치료사로부터 비롯된 것은 아니지만, 물리치료의 발전을

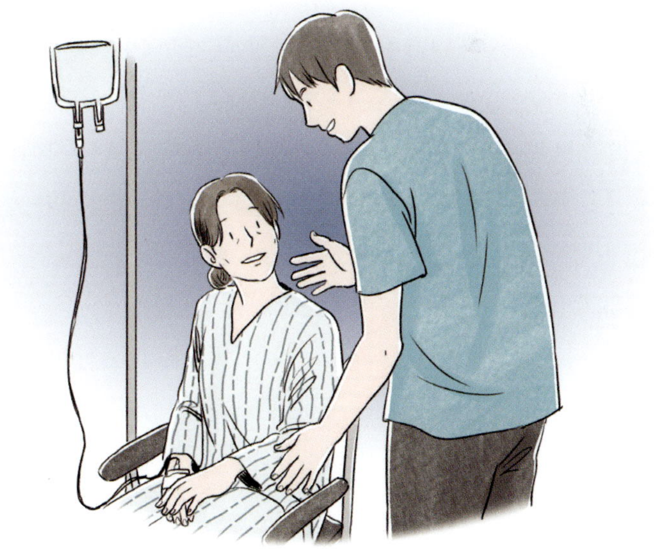

진심으로 바라는 한 사람으로서 실습 학생들에게 무엇이 중요하고 어떤 태도를 보여야 하는지 알려주는 것 또한 진정으로 필요한 일이라고 느끼는 계기가 되었다.

문득 언젠가 인상 깊게 봤던 영화 '곡성'의 한 장면과 그때의 명대사가 기억났다. 한 소녀가 아버지와 얘기하면서 걸쭉한 사투리로 '뭣이 중한디?'라고 외친다. 삶의 핵심을 찌르는 무게감 있는 한 마디였다. 사람에 따라 중요하게 여기는 것이 다를 수 있다. 그렇다면 물리치료사에게는 과연 무엇이 중요할까? 감당할 수 없을 정도로 너무 힘들면 사람들은 모든 것을 포기하고 자신을 버리려 한다. 몸이 아프면 마음이 약해지고, 불안과 우울이 심해지면 살아갈 힘을 잃는다. 병을 치료하기 위해 마음의 힘을 모두 끌어모아야 하는 환자들에게 살아가는 날들은 매 순간 큰 시련이다. 치료하는 동안 환자들과 가장 자주, 그리고 가장 가까이 마주하는 물리치료사가 할 수 있는 일은 몸의 재활만이 아니다. 그들의 마음도 돌볼 수 있다. 아니 돌봐야 한다. 사람들은 힘들어서 무너지는 것이 아니라 힘든 마음을 위로받지 못할 때 무너진다. 개인의 사생활도 중요하고 하는 일에 대한 열정도 필요하다. 그러나 물리치료사에게 가장 중요한 것은 힘겹게 삶을 버티는 환자들에게 그들이 포기하지 않도록 용기를 복돋아 주고, 따뜻하게 '위로'할 수 있는 마음이다. 쉽지 않지만 가치 있는 일, 무엇이 중요한지 알고 제대로 행동하는 것, 그것이 진정으로 물리치료사다운 물리치료사가 되는 길이다.

가족

'여자는 약하다. 그러나 어머니는 강하다'라는 말이 있다. 자식을 가르치고 키우고 돌보기 위해서 무슨 일이든 가리지 않고 한다. 이런 말을 들으면 어머니들은 으레 먹고 살기 위해 그럴 수밖에 없었다고 말하지만, 이것이 결코 쉬운 일이 아니라는 것은 누구나 다 알고 있다. 물리치료실에서 여러 사람을 치료하다 보면 종종 안타까운 어머니의 사연을 듣게 된다.

60세가 넘어 보이는 아주머니를 치료했을 때였다. 뇌졸중 때문에 오른쪽 팔다리에 마비가 있어 휠체어를 타고 입원하신 분이었다. 언어장애가 있어서 말을 하지는 못했지만, 다른 사람들이 하는 말은 모두 알아듣는 듯했다. 팔다리가 마비되어 혼자서 일상생활을 할 수 없는 이 환자를 매일 어떻게 치료해야 할지 고민하면서 의무기록 차트를 읽어보았다. 차트에는 일반적인 의료 정보 외에 별다른 특이사항은 없었다. 항상 해왔던 대로 환자의 운동기능이 좋아지도록 매트운동과 기능훈련을 시켰다.

이 환자는 항상 30대 초반으로 보이는 아들 · 딸과 함께 물리치료실에 왔다. 휠체어에 앉은 어머니를 정성스레 모시고 와서는 조심조심 치료 매트 위로 옮겨 눕히고, 치료 시간 내내 불편한 몸을 이끌고 힘들게 운동하는 어머니를 먼발치서 안타까운 눈빛으로 바라보곤 했다. 세 시간 남짓의 치료 시간 동안 두 남매는 마치 어린 자식을 품에 안은 엄마처럼 지극정성으로 어머니를 돌봤다. 환자를 불쌍히 여겨 잘해주려고 하는 사람들은 많지만, 깊은 사랑과 존경의 마음으로 대하는 사람들은 많지 않다. 아무리 가족이라도 그건 쉽지 않은 것 같다. 이들을 보면서 '나는 내 어머니에게 어떻게 하고 있나?'라는 생각을 해봤다. 내 자신이 부끄러웠다.

그들의 진심 어린 행동에 감동하여 한 번은 물어본 적이 있다. "어머니에게 참 잘해주시는 것 같아요. 아프기 전에 어머니와 사이가 좋으셨나 봐요." 이런 말을 하면서 사춘기 때 아무 이유 없이 엄마에게 짜증내

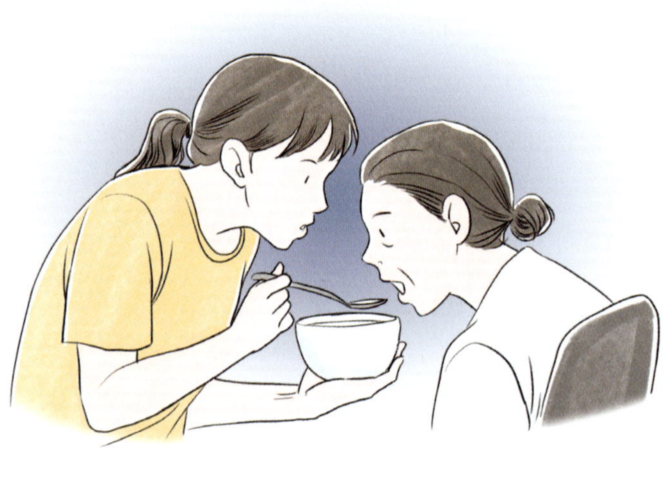

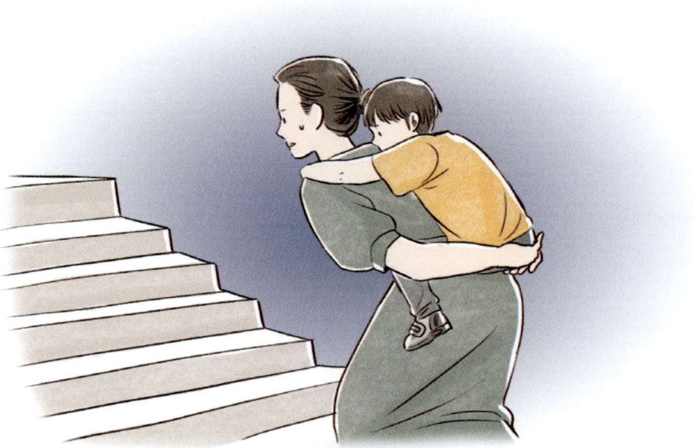

고 종종 무시하는 태도를 보였던 내 모습이 생각났다. 어른이 된 후 좀 나아지긴 했지만, 다른 사람들에게는 그렇지 않으면서 유독 엄마에게만은 따뜻한 말이나 다정다감한 모습을 보여드리지 못하고 있는 것 같다. 느닷없이 건넨 말에 아들은 말하기 힘든 가족사를 얘기해주었다. "우리가 어릴 때 아버지가 병으로 돌아가셔서 어머니께서 우리를 키우느라 고생을 많이 하셨어요." 이야기를 하는 동안 치료 매트에 누워 있는 어머니를 바라보는 아들의 눈빛은 안타까움과 애처로움이 가득했다. 두 남매는 어머니가 자신들을 키우기 위해 허드렛일부터 힘든 막노동까지 안 해 본 것이 없다는 것도 너무 잘 알고 있었다. 어머니의 바람대로 두 남매는 아주 반듯하게 잘 자란 것 같았다.

어렵게 삶을 꾸려오다가 자식들이 대학을 졸업한 후 직장을 다니기 시작하면서 생활이 나아져 두 달 전에 어머니께서 그토록 바라던 가게를 열었다고 한다. 이제 막 먹고 살 만 해졌는데, 뇌졸중이 온 것이다.

'고생 끝에 낙이 온다'는 말은 틀린 것 같다. 오직 자식들을 잘 키우겠다는 마음으로 위로해줄 사람 하나 없는 힘든 시간을 보냈을 아주머니를 생각하니 마음이 짠했다. 하지만 그런 어머니를 보면서 그 흔한 사춘기 투정 한 번 부려보지 못했을 두 남매에게 더 안타까운 마음이 들어, 마음이 다소 무거워졌다.

입원한 지 두 달 만에 환자는 퇴원하였다. 불안하고 우울한 마음을 다잡지 못해서인지 혹은 몸이 힘들어서인지 열심히 물리치료를 받지 않았다. 게다가, 뇌졸중 상태가 다소 심했던지라 아주머니는 두 남매가 바랐던 것만큼 빨리 회복되지도 않았다. 뇌졸중이 잠깐 스쳐 지나가는 병이 아니라서 앞으로도 험난한 삶의 여정이 아주머니와 두 남매에게 남아 있었다. 삶은 살아가는 것이 아니라 살아내야 하는 것이라고 한다. 아주머니의 바람과는 달리, 두 남매의 삶에서 감당해야 할 일이 더 많아졌다. 아주머니가 그랬던 것처럼, 이제는 두 남매도 삶의 무게를 이겨내며 무사히 살아내야 한다. 아주머니의 흔들리는 눈빛에는 그저 자

Tip 심뇌혈관질환 예방관리 9대 생활수칙

1. 음식은 싱겁게 골고루 섭취한다.
2. 가능한 매일 30분 이상의 적절한 운동을 한다.
3. 적정한 체중과 허리둘레를 유지한다.
4. 스트레스를 줄이고, 즐거운 마음으로 생활한다.
5. 담배는 반드시 끊는다.
6. 술은 하루에 2잔 이하로 줄인다.
7. 정기적으로 혈압, 혈당, 콜레스테롤을 측정한다.
8. 고혈압, 당뇨병, 이상지혈증(고지혈증)을 꾸준히 치료한다.
9. 응급증상을 숙지하고 발생 즉시 병원에 간다.

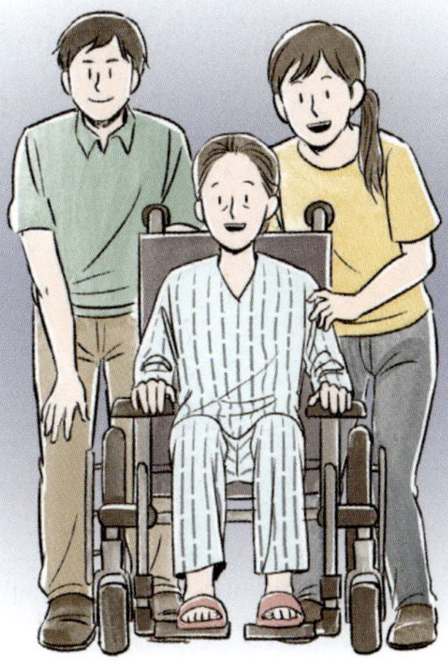

식에게 짐이 되어버린 미안함이 가득 담겨 있었다는 걸 나는 분명히 알 수 있었다.

시간이 한참 지난 후라 아주머니와 두 남매가 어떻게 살아가고 있는지 모르겠다. 하지만 두 남매가 세상의 전부였던 어머니의 진심 어린 마음과 이를 잘 알고 있는 두 남매의 어머니 사랑이 있기에 아마도 서로를 의지하며 더 큰 희망 속에서 살고 있을 것 같다. 살아가면서 겪게 되는 여러 가지 어려움이 있겠지만, 겪으면서 알게 되는 소중함도 있다. 이 아주머니를 치료하면서 내 삶의 모습이 어떤지 돌아보게 되었고 두 남매를 보며 내 아이들의 삶에 대해서도 생각해보게 되었다. 그리고 무엇보다도 건강에 대한 감사함과 가족의 소중함을 크게 느꼈다. 한 어머니의 젊은 시절 삶의 의미였던 두 남매가 그랬던 것처럼, 무엇을 줘도 아깝지 않은 내 아이들의 보살핌을 받아야 하는 상황이 온다면 나 역시 마음의 부담을 떨쳐버릴 수는 없을 것 같다. 나이가 들어가면서 노쇠해지고 병이 드는 것은 어쩔 수 없는 일이다. 하지만 아직 건강할 때 건강을 지키기 위한 노력은 할 수 있다. 내가 할 수 있는 한 최선을 다해 건강을 지키는 것이 사랑하는 가족들과 나를 위한 일이라는 것을 잊지 말자.

리더의 조건

젊은 물리치료사에게 가장 좋은 직장은 배울 수 있는 곳이다. 높은 급여를 받고 자부심을 느낄 수 있다면 더더욱 좋겠지만, 길고 긴 물리치료사의 삶에서 항상 좋은 물리치료사로 남을 수 있도록 그 기본 바탕이 되어 줄 수 있는 곳에서 일을 시작하는 것이 중요하다는 것이다. 그러나 불행히도 모든 직장이 물리치료사에게 교훈을 주는 것은 아니다. 물리치료사들은 대개 병원 처우와 시설을 보고 첫 직장을 정한다. 그러나 무엇보다도 중요한 것은 사람이다. 살면서 누구를 만나서 어떤 일을 하느냐가 중요하다. 우리가 하는 모든 일은 사람이 하는 것이고 사람을 위한 것이다. 그래서 노력하는 물리치료사가 많은 병원, 서로 간의 유대감이 높은 병원, 그런 병원이 좋은 병원이다. 직장 내 분위기는 대개 아랫사람이 아닌 윗사람이 만드는 것이다. 그러기에 좋은 병원에는 항상 훌륭한 리더가 있기 마련이다.

대학 졸업 후 운이 좋게도 역사와 전통이 있는 큰 병원에 들어갈 수 있었다. 처음 하는 일이라 힘들긴 했지만 같은 처지의 동료들이 있어서

Tip 나쁜 리더의 8가지 유형

1. 공감이 결여되어 있다.
2. 변화를 두려워한다.
3. 너무 쉽게 타협한다.
4. 지나치게 권위적이다.
5. 우유부단하다.
6. 사람 보는 눈이 없다.
7. 균형감각이 없다.
8. 겸손하지 못하다.

그럭저럭 버틸 수 있었다. 그러나 너무나 뒤떨어진 부서장의 생각과 능력은 정말 견디기 힘들었다. 부서장 박○○ 씨는 휴가 허락을 받으러 온 직원들을 아무런 이유 없이 그 앞에서 10~20분 동안 서서 기다리게 하기 일쑤였다. 도장 하나 찍어주는 것이 힘든 일은 아닐텐데 왜 그러는 건지 그냥 편하게 찍어주는 법이 없었다. 이해할 수가 없었다. 참 고약한 취미이다. 자신의 힘을 그런 식으로 과시하려 했던 것인지 아니면 부하 직원 길들이기였는지 그 이유는 모르겠지만, 그 흔한 휴가 도장받는 거 하나를 가지고도 소리 없는 원망을 해야만 했던 직원들의 마음은 분명 좋을리 없었다. 하나를 보면 열을 알 수 있다고 했던가? 그는 베풀 줄 모르는 매우 인색한 사람이었다. 서너 개를 받으면 적어도 한 개 정도 나눠주는 것이 기본 상식이다. 그런데 너무 받기만 하다 보니까 그게 당연한 권리라고 생각했는지 다른 사람을 돕는 모습을 한 번도 본 적이 없었다. 누구도 그와 얘기하는 것을 좋아하지 않았다.

병원 내 공간 조정 때문에 부서 전체가 다른 층으로 이사할 때였다. 큰 장비들은 이삿짐센터 직원들이 옮겨 주었지만, 작은 물건을 나르고 정리하는 것은 온전히 직원들의 몫이었다. 하루 만에 끝날 줄 알았던 이사는 생각보다 오래 걸려 자정이 훨씬 넘어 동이 틀 무렵에야 끝이 났다. 저녁에 모든 직원이 퇴근했지만, 나와 다른 직원 한 명은 퇴근하지 못하고 밤을 꼬박 새워 이삿짐 정리를 끝마쳤다. 물리치료실 이사가 걱정되었는지 그는 아침 일찍 출근했다. 아침까지 분주히 움직이고 있는 우리를 보고 밤새 수고했으니 본인이 아침을 사주겠다고 근처 식당으로 가자고 했다. 여태껏 직원들에게 밥 한 번 사 본 적이 없는 사람이기에 약간 놀라긴 했지만, 그래도 이것이 밤새 힘들게 일한 직원들에 대한 당연한 배려라고 생각했다. 식당에 들어가 어색하게 앉아서 마음속으로 '밤새 열심히 일했으니 평상시 먹고 싶었던 음식을 시키리라' 생각하면서 어느 정도의 가격이 좋을지 아주 잠깐 고민했다. 그런데 우리보다 먼저 그는 "나는 짜장면"이라고 크게 외치고 메뉴판을 닫았다. 굳이 그렇게 단호하고 크게 말할 필요는 없었는데 말이다. 그 많은 음식 중에서 가장 싼 짜장면이라니. 이 말을 듣고 잠시 머뭇거리다가 "저희도 짜장면이요."라고 말할 수밖에 없었다. 삼류 코미디영화에나 나올법한 이

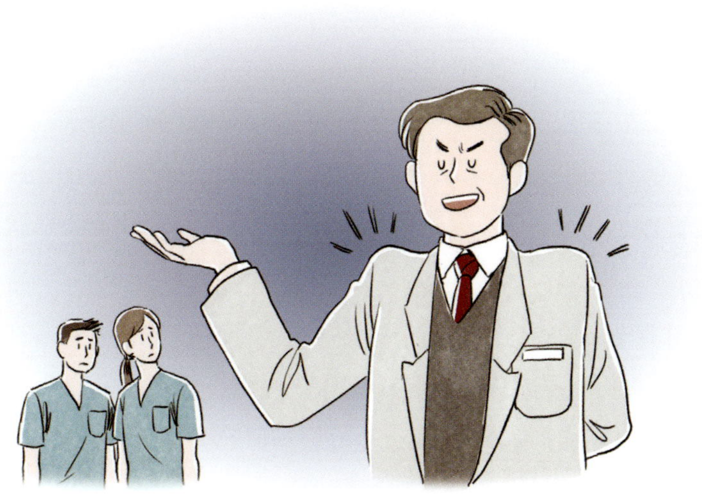

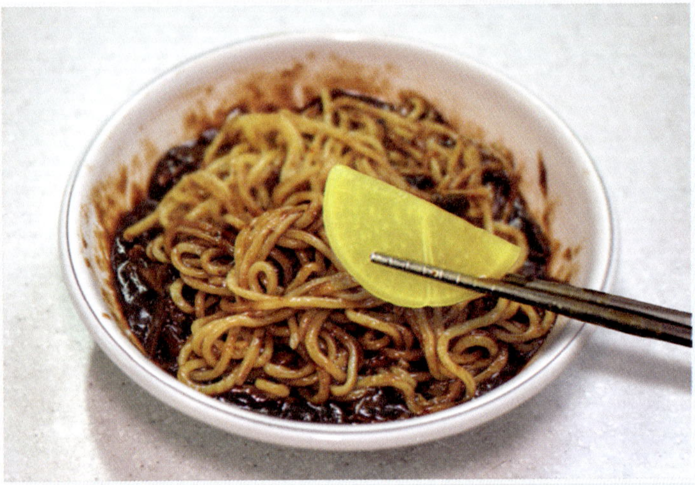

단무지가 더 맛있었던 짜장면

야기이다. '그러면 그렇지, 내가 뭘 기대한 거야?' 입 밖에 낼 수 없는 이 말을 아무도 모르게 혼자 중얼거리고 있는데, 주방 아주머니가 보기에도 안쓰러웠는지 다른 테이블보다 단무지와 양파를 더 많이 챙겨주셨다. 그날 아침은 단무지가 제일 맛있었다.

사람의 생각과 태도는 시간이 지나도 달라지지 않나 보다. 그는 직원들이 공부하는 것도 싫어했고 이때문에 대학원 다니는 것도 눈치를 봐야 했다. 이런 상황에서 물리치료실은 발전할 수 없었고 직원들도 더는 열심히 하려 하지 않았다. 물리치료실은 생기를 잃은채 점점 죽은 조직으로 변해갔다. 결국, 그가 정년퇴임을 할 때까지 분위기는 전혀 바뀌지 않은 채 물리치료실은 젊은 직원들의 희생으로 힘겹게 돌아가고 있었다. 그래도 착한 직원들은 퇴임식을 호텔에서 성대히 치러주며 마지막까지 윗사람에 대한 도리를 다했다. 그렇지만 그는 한결같이 고마운 줄도 모르는 것 같았다. 직원들은 그저 오랫동안 함께 지낸 사람이 그만둔다는 아쉬움과 부담스러운 부서장이 나간다는 안도감으로 시원섭섭한 마음이었을 것이다. 화려한 퇴임식, 그러나 존경받지 못한 초라한 퇴장. 이것이 훌륭한 리더의 모습은 아닌 듯했다.

퇴임하여 공석이 된 부서장 자리를 물리치료사인 김○○ 씨가 맡았다. 뛰어난 능력을 갖춘 사람은 아니었지만, 그는 강렬한 카리스마가 있었고 다른 사람들의 마음을 잘 살필 줄 아는 그런 사람이었다. 한 가지 특이한 점은 대개 사람을 직분으로 부를 때 성을 따서 '김실장님', '이실장님' 이렇게 부르는데, 사람들은 오래 전부터 그를 '드래곤(dragon)'이라고 불렀다는 것이다. 부서장이 된 후에도 '실장님'보다는 이 호칭으로 계속 불렸다. 그가 실장이 된 후 몇 년 동안 물리치료실에도 큰 변화가 생겼다. 물리치료실 행정과 업무 처리가 한층 편해졌고, 자연스레 실장님과 소통하기가 수월해졌다. 무엇보다도 열심히 공부하도록 격려해준

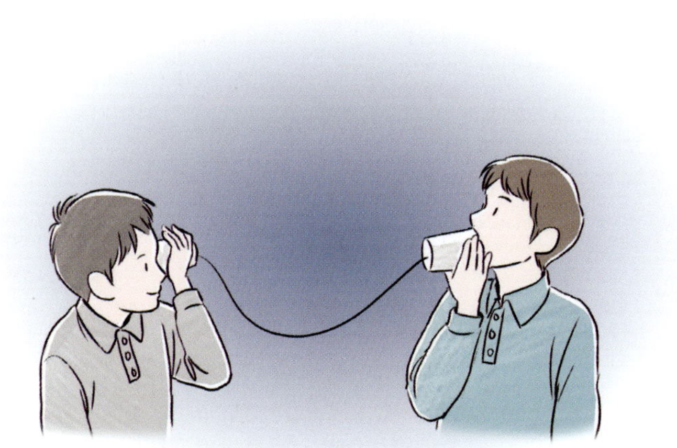

소통의 기본은 눈높이를 맞추는 것이다.

덕분에 대학원에 다니는 물리치료사가 많아졌다. 나 역시 많은 배려를 받으며 대학원을 다닐 수 있었고, 이는 고스란히 개인의 성장을 넘어 물리치료실의 발전과 자부심으로 돌아왔다. 사실, 이러한 변화는 실장이 아닌 구성원들이 만들어가는 것이다. 실장은 단지 부서장으로서 물리치료사들이 일을 잘할 수 있도록 격려해주기만 하면 되는 것이다.

드래곤 실장님은 주변 사람들과 깊은 친분을 쌓고 있었다. 일반 직원에서부터 병원 내 간호사와 의료기사, 심지어는 의사들까지도 모두 다 실장님과 친하게 지냈다. 일하다 보면 다른 부서의 협조가 필요할 때가 많은데, 그는 이에 탁월한 능력을 갖고 있었다. 불가능해 보이는 일도 우리의 드래곤 실장님만 나서면 안 되는 게 없었다. 나이 들어 젊었을 때처럼 일하는 것이 힘에 부치겠지만, 주변 사람들과의 오랜 관계를 통해 해결하는 일은 그 이상의 가치가 있다. 드래곤 실장님 덕분에 병원 내에서 물리치료실의 위상이 매우 높아졌고 재활의학과에서 함께 일하는 의사들과도 좋은 관계를 유지할 수 있었다. 실장님은 특히 재활의학과의 최고 높은 어른이신 과장님과 가족 이상으로 친하게 지냈다.

재활의학과 과장님은 당시에 최고로 유명한 의사였다. 너무 강해 보여서 첫인상이 그리 좋은 편은 아니었지만, TV와 각종 매체에 자주 출연하면서 사람들 사이에 인지도가 꽤 높았다. 과장님이 TV에 출연할 때면 병원을 찾는 환자들이 폭발적으로 늘어났고 물리치료사의 일도 덩달아 많아졌다. 과장님은 젊은 시절 미국에서 오랫동안 공부한 엘리트였다. 우리나라에 들어와서는 부족한 인프라 속에서도 대중들에게 재활의학을 알리는 데 크게 이바지하신 분이었다. 과장님은 의사들에게 매우 엄했지만, 직원들에게는 배려감이 큰 사람이었다. 첫인상과는 달리 마음이 참 따뜻했다. 의사들이 전문의가 되려면 인턴 · 레지던트의 수련 과정을 거쳐야 하는데, 이 과정에서 많은 것을 배우기 위해서는 혹독하게 공부해야 한다. 과장님의 단호한 모습은 의사 수련 과정의 일부인 것이다. 반면에, 과장님은 병원에서 서로 협력해서 일하는 물리치료사와는 계속 소통하려고 노력했다.

과장님의 부하 직원 사랑이 어느 정도인지 짐작할 수 있는 일화가 있다. 영국에서 일주일 동안 열렸던 국제 학회에 참석하고 인천공항에 들어왔을 때 한 직원 부모의 부고 소식을 들었다고 한다. 그 직원은 재활의학과에서 일하는 간호보조원이었는데, 과장님은 한 치의 망설임도 없이 공항에 세워둔 차를 직접 운전하여 장례식장으로 향했다. 그런데 장례식장이 전라남도 해남에 인접한 작은 마을이어서 인천공항에서부터 자동차를 운전해서 가기에는 꽤나 부담스럽고 먼 거리였다. 시차도 맞지 않고 20시간 남짓 비행기를 타고 온 탓에 매우 피곤했을 텐데, 10시간 넘게 시골길을 운전하는 것은 결코 쉽지 않았을 것이다. 장례식장에 도착해서 돌아가신 분께 인사하고 육개장 한 그릇 얻어먹으며 30분 정도 머문 후 10시간 넘게 운전해서 서울로 돌아왔다고 한다. 그 정성에 놀라지 않을 수 없었다.

병원에서 한창 일하고 있던 늦은 오후였다. 과장님 비서가 물리치료실에 와서 내게 봉투 하나를 건네주었다. 봉투를 열어보니 돈이 들어 있었다. 큰돈은 아니었지만, 웬 돈인가 싶어 비서에게 물어보니 과장님께서 보내신 것이었다. 그 당시 백일이 갓 넘은 아들이 심장 수술을 앞두고 있었는데, 과장님께서 그걸 어떻게 알았는지 아들 입원비에 보태라고 돈을 보내온 것이다. 아무도 과장님께 그 얘기를 하지 않았는데 어떻게 알았을까? 오랜 세월이 흐른 지금까지도 무척 궁금하다. 돈이 많고 적고를 떠나서 이것은 감동의 쓰나미였다. 일하면서 문득 과장님의 의학적 지식과 경험에 감탄할 때가 한두 번이 아니었는데, 마음 씀씀이까지도 부하 직원들에게 향하고 있다는 걸 생각하니 내가 속한 조직에 충성을 다하지 않을 수 없었다. 오랫동안 함께 지내며 과장님의 말과 행동에서 진정성을 느끼고 숨은 뜻을 이해할 수 있을 정도가 되었고, 그러면서 나 또한 조금씩 철이 들어갔다.

병원은 물리치료사의 소중한 일터이기도 하지만, 그 안은 여러 사람이 함께 살아가는 작은 사회이기도 하다. 여왕개미처럼 조직을 이끄는 사람도 있고, 병정개미처럼 조직을 지키는 사람도 있으며, 일개미처럼 열심히 일만 하는 사람도 있다. 그런 와중에 혼자서 자기만의 세상에 머무는 사람도 있다. 이렇게 다양한 사람들이 같은 공간에서 어울려 살아가는 만큼 조직의 리더는 사람을 움직이는 힘을 가지고 있어야 한다. 이러한 힘의 원천은 소통과 배려에서 나온다. 누구든 진정으로 원하는 일을 하려면 마음이 먼저 움직여야 하는데, 소통과 배려 없이 마음은 움직이지 않는다. 병원에서 3명의 직장 상사를 만났고, 그들에게서 몇 가지 교훈을 얻을 수 있었다. 마지막까지 공감 없는 쓸쓸한 퇴장을 보여준 사람도 있었고, 소통과 믿음으로 든든히 지원해준 사람도 있었으며, 아낌없는 배려와 리더십을 보여준 사람도 있었다. 이분들과 함께 일하면서 다른 사람들에게 어떤 사람으로 기억되어야 하는지 깊게 깨달을 수 있

Tip 보스와 리더의 차이점

- 리더는 '우리'라고 말한다.
  리더는 '가자'라고 말한다.
- 보스는 '나'라고 말한다.
  보스는 '가라'라고 말한다.

었다. 소통이 안 되면 고통이 온다고 한다. 소통은 배려를 불러오고 배려는 마음을 움직인다. 소통이 안 되면 모든 것이 막히고 모든 사람이 힘들어진다. 리더는 분명 소통과 배려를 중요하게 생각하고 모든 사람을 아우를 수 있는 그런 사람이어야 한다.

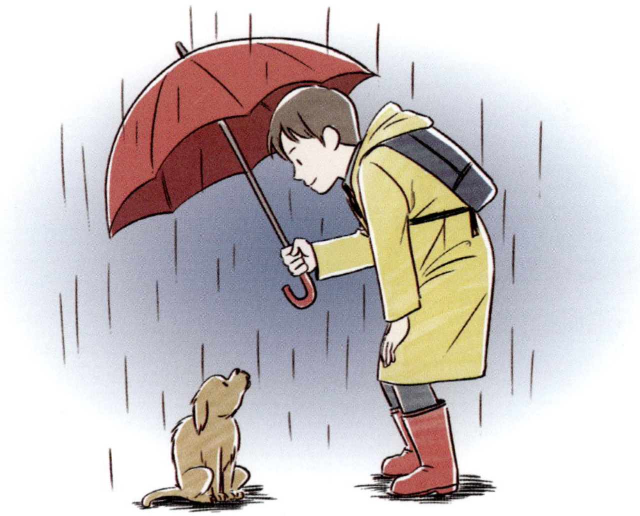

할아버지의 걸음마

겨울은 추워야 제맛이라고는 하지만, 사실 추위는 많은 사람을 힘들게 한다. 병원에서 일하다 보면 계절의 기운이 바뀌는 시기에 병이 생기거나 다쳐서 오는 노인들을 자주 보게 된다. 특히, 겨울에는 이런 일이 더 많이 발생한다. 눈이 유난히 많이 내렸던 몹시 추운 겨울이었다. 겨울이 끝나갈 즈음, 깡마르고 키가 180cm쯤 돼 보이는 할아버지 한 분이 휠체어를 타고 물리치료실에 왔다. 눈길에 미끄러져 넘어지는 바람에 다리뼈가 부러져 수술하신 분이었다. 비교적 가벼운 골절이어서 수술은 잘 되었지만, 그 이후가 문제였다. 수술 후 석고붕대를 하고 있을 때는 물리치료를 할 수 없었기 때문에 병실에서 무엇을 주의해야 하고 어떻게 거동하는 것이 좋은지 설명해 드렸다. 그리고 뼈가 다 붙고 석고붕대를 뗀 후에 다시 보기로 하였다.

사실 좀 걱정이 되었다. 할아버지의 연세가 89세였기 때문이다. 아무래도 노인들은 치유력이 떨어지기 때문에 작은 상처도 잘 회복되지 않는 경우가 많다. 하물며 부러진 뼈가 쉽게 붙을 리 없다. 젊은 사람들

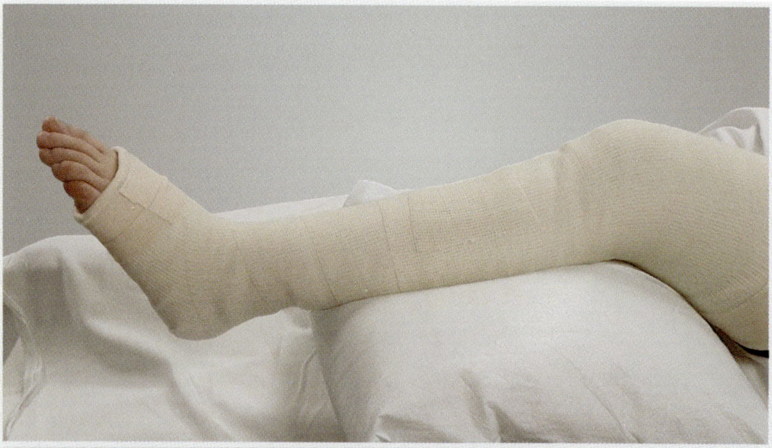

석고붕대는 골절 치료에 반드시 필요하지만, 장기간 관절을 고정시키기 때문에 근육과 살이 빠지고 관절이 굳는 후유증을 남긴다.

보다 시간도 훨씬 오래 걸릴 것이고, 그동안 몸의 여기저기서 또 다른 문제가 발생할 것이다. 눈으로 보지 않아도 뻔하다. 특히, 부러진 뼈를 제대로 붙게 하려면 관절이 움직이지 못하게 오랫동안 석고붕대를 해야 하는데, 이 때문에 관절이 굳고 근육이 위축되면서 힘이 크게 떨어진다. 노인들은 조금만 움직이지 않아도 근육과 관절이 뻣뻣해지고 힘이 빠진다. 하물며 몇 달 동안 관절을 고정하면 그야말로 고령의 환자들에게는 치명적일 수 있다. 이런 걱정에 할아버지는 뼈가 잘 붙는다고 하더라도 아무래도 걷기가 힘들 수도 있겠다고 생각했다.

걱정을 잠시 미루어두고 업무에 몰두하며 시간을 보내던 중, 정확히 두 달 뒤에 할아버지가 석고붕대를 떼고 보행 연습을 하기 위해 물리치료실로 다시 오셨다. 다행히 뼈는 잘 붙었고, 생각보다 관절과 근육의 상태도 나쁘지 않았다. 운동치료를 하기 전 할아버지께서 어떤 상태인지 자세히 살펴보았다. 일단, 어떻게 넘어졌고 얼마나 다쳤는지, 그리고 할아버지의 생활 습관과 몸 상태 등 정확한 정보를 알기 위해 의무기록 차트를 읽어보았다. 별다른 특이사항은 없었다. 그러나 딱 한 가지 눈에 들어오는 것이 있었다. 담배는 피지 않으셨지만, 30대 초반부터 다치기 전까지 소주를 매일 두 병씩 마시던 분이었다. 지금이야 소주병도 작고 알코올 도수도 낮지만, 할아버지가 젊었을 당시에는 소주가 상당히 큰 병에 담겨 있는 독한 술이었다. 지난 50년 동안 매일 술에 취해 사셨던 것이다. 그냥 알코올 중독자라는 표현이 더 어울릴 것 같았다. 아마도 술에 취해 걸으시다가 눈길에 미끄러져서 다친 것이 아닌가 싶었다.

수술 경과가 좋아 다행이지만, 만약 또다시 넘어져 다친다면 어찌될지 장담할 수 없기에 할아버지에게 "어르신, 이제 술을 끊고 조심해야 합니다. 술 취해서 한 번 더 넘어지면 정말 큰일나요."라고 진지한 표정으로 말씀드렸다. 병원에서 흰 가운을 입은 사람이 그렇게 얘기하니 할아버지는 잠깐 고민에 빠진 표정을 짓더니 이내 말씀하셨다. "그날은 술 안 먹었어. 술 먹었으면 안 넘어졌을 거야."… 아주 잠깐 어색한 정적이 흘렀다. 이 말을 듣고 당황스러워 딱히 할 말이 없었다. 그렇지만 뭐라도 얘기해야 할 것 같아서 새초롬하게 "그래도 술을 조금만 줄이시고 조심하세요."라며 말끝을 흐렸다. 그리고 이내 걷기 연습을 시작했다.

오랫동안 관절을 고정했던 탓에 처음에는 다리를 움직여 땅에 발을 딛고 서는 것조차 힘들었지만, 할아버지는 생각보다 무릎 운동을 잘 따라 하셨다. 2~3일 정도 연습하니 보행기를 짚고 조금씩 걸을 수 있었고, 일주일 정도 되었을 때는 지팡이를 짚고 혼자서 충분히 걸을 수 있

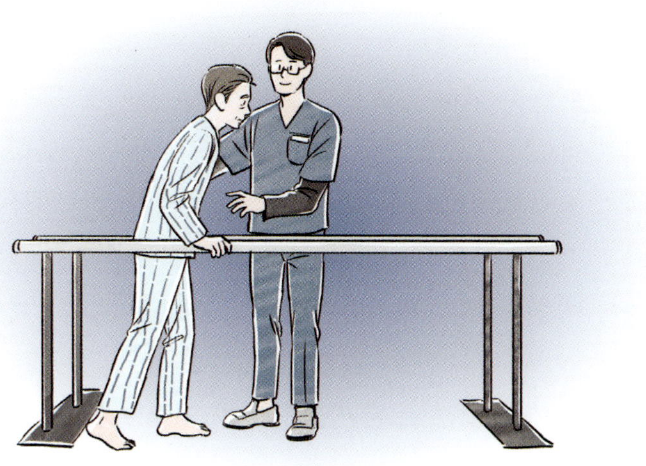

보행 연습은 평행봉에서 시작한다.

을 만큼 회복되었다. 그리고 마침내 할아버지는 본인의 바람대로 두 발로 걸어서 퇴원하셨다. 노인들이 이렇게 빨리 회복되는 경우가 흔하지 않기에, '아마도 할아버지는 다른 사람들에 비해 훨씬 튼튼한 몸을 갖고 태어난 것 같다'는 생각이 들었다.

마지막에 걸어서 물리치료실을 나가시는 할아버지의 뒷모습을 바라보면서 처음 만났을 때가 생각났다. 고령이었고, 오랫동안 관절을 고정해야 했고, 근육 힘이 부족했다. 그래서 앞으로 걷지 못하리라 생각했었다. 그렇지만 이렇게 불리한 조건에서도 할아버지는 본인께서 원하던 만큼 좋아져 병원을 걸어 나갔다. 내 생각이 틀렸다. 모든 환자분은 물리치료사가 치료한 만큼 좋아진다. 더 정확히 말하면 물리치료사가 생각한 만큼 좋아진다. 생각한 대로 치료할 테니까. 할아버지 덕분에 잊고

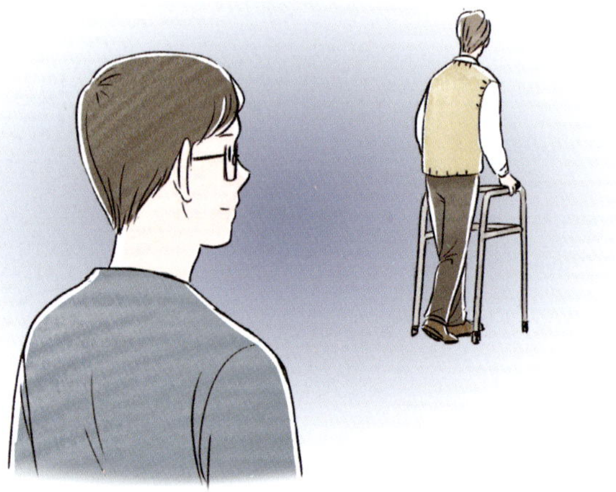

퇴원 전 보행기나 지팡이를 이용한 보행 연습을 해야 한다.

있었던 이런 평범한 진리를 다시 한번 깨달았다. 그리고 할아버지께 작은 소리로 감사함을 전했다. "할아버지 혼자서 걸을 수 있을 만큼 좋아지셔서 정말 고맙습니다. 건강하세요."라고.

굿바이! 브라더

물리치료사로 일하는 동안 수많은 환자를 만나면서 그들의 삶을 들여다보는 것은 이제 일상이 되었다. 왜 다쳤는지, 어떻게 살아왔는지, 무엇을 바라는지 알아야 내가 뭘 해 줄 수 있을지 결정할 수 있기 때문이다. 병원에 오는 사람들은 누구나 자기 나름의 사연을 가지고 있다. 설사, 그것이 중요치 않고 가벼워 보일지라도 그들에게는 버거운 삶의 그림자일 수 있다. 크고 작은 이야기 속에서 유난히 마음이 아팠던 사연이 생각난다. 좀 더 사실적으로 표현하기 위해 환자의 관점에서 일인칭으로 설명하려 한다.

나는 여덟 살이다. 우리 가족은 엄마와 아빠 그리고 오빠와 나, 이렇게 네 식구이다. 아빠는 매일 매일 너무 바빴다. 언제나 깜깜한 밤이 되어서야 힘든 얼굴로 집에 돌아오셨다. 그래도 함박웃음으로 나를 안아주며 항상 두 손에 내가 좋아하는 과자를 듬뿍 건네주던 아빠가 좋다. 엄마는 나를 위해 온 천사 같다. 친구들과 놀 때 내가 배고픈지 어떻게 알고 맛있는 간식을 내어주신다. 엄마가 만들어주는 팬케이크가 세상에

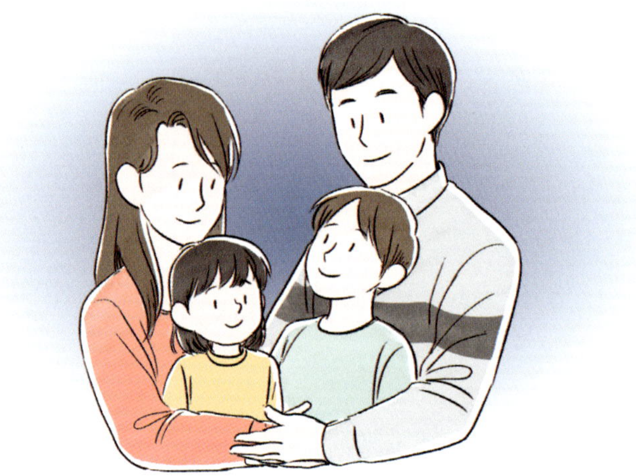

서 제일 맛있다. 귀찮을 정도로 조잘조잘 떠들어대도 엄마는 싫은 내색 한번 없이 내 얘기를 다 들어 주신다. 항상 내 편이 되어 주는 엄마가 있어서 난 정말 행복하다.

오빠는 나보다 두 살이 더 많다. 나한테 잘해주는, 아주 착한 오빠다. 책도 읽어 주고, 같이 놀아주고, 밥 먹을 때도 늘 옆에서 지켜봐 준다. 무엇보다도 내가 좋아하는 만화영화를 같이 봐주어서 너무 좋다. 오빠가 하는 건 다 따라 하고 싶었다. 태권도장에 가길래 나도 태권도장에 보내 달라고 졸랐고, 수영장에 가길래 나도 수영 배우고 싶다고 떼썼다. 오빠는 얼굴도 잘생겼고, 공부든 운동이든 뭐 하나 빠지는 게 없었다. 놀이터에서 놀다가 집에 갈 때면 친구들은 항상 우리 집에서 책을 보고 가자고 졸라댔다. 정말 책을 읽고 싶었던 건지, 아니면 책을 읽어 주는 멋진 오빠를 보고 싶었던 건지 잘 모르겠다. 아무튼 이렇게 멋진 오빠

덕분에 나는 친구들이 아주 많았다. 오빠가 있어서 너무 다행이다.

아빠는 서울에 있는 회사에 다녔다. 그 덕에 나도 서울에서 태어났고 행복하게 잘 지낼 수 있었다. 초등학교 입학을 두 달 남겨놓았을 무렵, 아빠에게 좋은 소식이 들려왔다. 그토록 바라던 승진을 하셨던 것이다. 한층 밝아진 엄마와 아빠 얼굴을 보니 오빠와 나도 덩달아 기분이 좋아졌다. 아빠 일 때문에 우리 집은 지방으로 멀리 이사를 해야 했다. 아파트에 살다 다시 아파트로 이사한 것이라 서울 생활과 별반 다를 것은 없었지만, 주변에 철새들이 날아오는 큰 저수지와 산이 있다는 것이 신기할 따름이었다. 이삿날에도 아빠는 일이 바빠 출근했다. 이삿짐을 나르기 위해 분주히 움직이는 사람들 그리고 이것저것 살펴봐야 하는 엄마. 오빠와 내가 도울 수 있는 일은 아마도 없는 것 같았다. 그래서 우리는 집 주변을 돌아다녀 보기로 마음먹었다. 엄마는 조금 있다가 자장면 시켜 먹을 거니까 멀리 가지 말라고 했다. 춥지 않게 목도리에 옷을 두둑하게 입고 길을 나섰다. 맛있는 자장면을 먹을 생각에 발걸음도 가벼웠다.

아파트와 놀이터, 초등학교, 문구점, 우체국, 병원, 편의점 등 서울과 다른 것이 하나도 없었다. 이리저리 돌아다니다가 아파트 옆에 있는 큰 저수지를 보았다. 알록달록 화려한 차림의 청둥오리와 흰 몸뚱이에 기다란 다리를 가진 두루미 몇 마리가 제집인 양 놀고 있었다. 책에서만 봤던 새들이라 눈을 떼지 못하고 멀리서 그 예쁜 모습을 마냥 바라볼 수밖에 없었다. 이미 자장면은 머릿속에서 사라진지 오래였다. 가까운 곳에서 노닐고 있는 오리가 신기해서 한 발짝 가까이 다가가 보았다. 인기척에 오리 몇 마리가 저 멀리 날아갔지만, 어떤 녀석들은 놀리듯이 얼음 위를 천천히 걸어서 피했다. 날씨가 풀리긴 했어도, 아직도 쌀쌀한 겨울

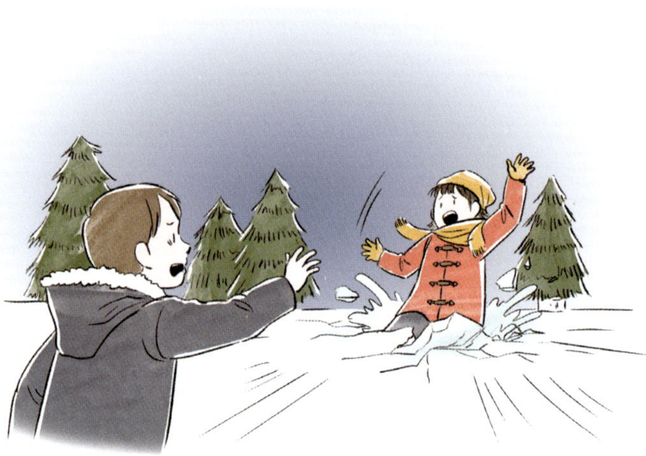

이라 저수지 가장자리는 단단한 얼음과 눈으로 덮여 있었다. 혹시나 얼음이 깨져 물에 빠질까 싶어 저수지 쪽으로 살짝 한두 발 떼어 보았는데, 생각보다 더 단단히 얼어 있는 것 같았다. 총총히 멀어지는 오리를 따라서 몇 걸음 더 옮겼다.

이제 돌아가자는 오빠의 말에 황급히 몸을 돌리는 순간 미끄러져 넘어졌다. 그리고 얼음도 깨졌다. 그만 매서운 겨울 날씨에 차가운 물에 빠지고 만 것이다. 저수지가 깊지는 않았지만, 여덟 살인 나한테는 열 길 물속이었다. 이상하게도 밖으로 나가려고 할수록 몸은 점점 저수지 안으로 빨려 들어가는 것만 같았다. 오빠가 놀라서 새하얗게 질린 얼굴로 달려왔다. 자기도 추울 텐데 물에 빠져 힘겹게 허우적대는 동생을 구한답시고 한 치의 망설임도 없이 물로 뛰어드는 오빠가 한없이 고마웠다. 오빠는 나를 물 밖으로 밀쳐내려고 안간힘을 썼다. 저수지가 깊어

발이 바닥에 닿지 않았는지 오빠는 연신 다리로 물질을 하며 깨진 얼음 사이로 나를 밀어 올리려 오랫동안 애썼다. 코와 입에 차가운 물이 거침없이 들어와 정신을 차릴 수가 없었다. 뒤에서 힘차게 밀어주는 오빠를 느끼며 간신히 다 쓰러져가는 나뭇가지를 잡았지만, 힘이 빠져 더 이상 버틸 수가 없었다. 너무 힘들어 정신이 혼미해지는 순간 어렴풋이 아주 먼발치서 이쪽으로 달려오는 동네 아저씨가 보였다. 그리고 이내 나는 정신을 잃었다. 시간이 얼마나 흘렀는지 모르겠다. 정신을 차렸을 때는 병원이었다. 엄마가 매우 놀랐는지 오빠보다 더 하얀 얼굴로 나를 바라보고 있었다. 엄마를 보니 마음이 놓여 나는 또다시 정신을 잃었다.

이 이야기는 오래 전 휠체어를 타고 엄마와 함께 치료받으러 온 단발머리 여덟 살 소녀에 관한 것이다. 이 소녀는 물에 빠져 숨이 멎은 채로 구조되었다. 응급처치 덕분에 다행히 호흡은 돌아왔지만, 너무 오래 숨이 멈추었던 탓에 심한 뇌손상을 입고 한동안 혼수상태에 있었다. 사지마비가 심했고, 목과 몸통도 가누지 못했다. 정신은 또렷했지만, 입과 혀와 턱이 잘 움직여지지 않아서 한마디 말을 하려면 몇 배의 시간과 노력이 필요했다. 상태가 너무 심했기에 치료 예후가 좋을리 없었다. 무슨 사연이 있길래 이 소녀에게 이토록 지독한 운명의 굴레가 씌워졌는지 궁금했다. 의무기록 차트에는 그간의 사정이 자세히 기록되어 있었다. 두 달여간의 치료에도 소녀는 큰 변화를 보이지 않았고, 부모는 그저 이런 현실을 담담히 받아들이고 있을 뿐이었다. 소녀의 어머니가 체념한 듯, 하기 힘든 그 날 얘기를 하였다. 소녀의 오빠는 수영을 참 잘했다고 한다. 그러나 그날 오빠는 소녀를 구하고자 온 힘을 다했고 탈진하여 결국 물에서 나오지 못하고 숨을 거두었다. 오빠는 마지막 힘을 끌어모아 소녀를 밖으로 밀어냈다. 자기 자신을 버리면서까지 동생이 살기를 바랐던 것이다. 오빠의 숭고한 희생 덕분에 소녀는 목숨을 구할 수 있었다.

차분하게 이어지는 엄마의 말에 소녀는 살짝 고개를 돌린 채 눈물을 흘리고 있었다. 아마 소녀도 오빠의 죽음에 관해 이미 알고 있는 듯했다. 오빠와의 추억, 오빠의 목숨과 바꾼 삶, 그리고 소녀…. 어머니의 얘기를 듣다 보니 가슴이 먹먹해졌다. 이 아이가 느꼈을 상실감이 어느 정도일지 감히 상상할 수도 없었지만, 그래도 걱정스러운 마음이 앞서 소녀에게 무슨 얘기라도 해주고 싶었다. 하지만 소녀는 좀처럼 마음의 문을 열지 않았다. 마음의 짐이 워낙 크기에 어찌 보면 당연한 일이다. 그렇게 지내면서 조금씩 서로 익숙해져 갔다. 어느 날 쓸데없는 농담에 살짝 웃는 모습을 보이던 소녀가 갑자기 오빠 얘기를 했다. 한마디씩 어렵게 말을 이어갔다. 자기가 얼마나 오빠를 좋아했는지, 오빠가 얼마나 보고 싶은지 그리고 오빠가 자기를 얼마나 예뻐했는지 못내 웃으며 말

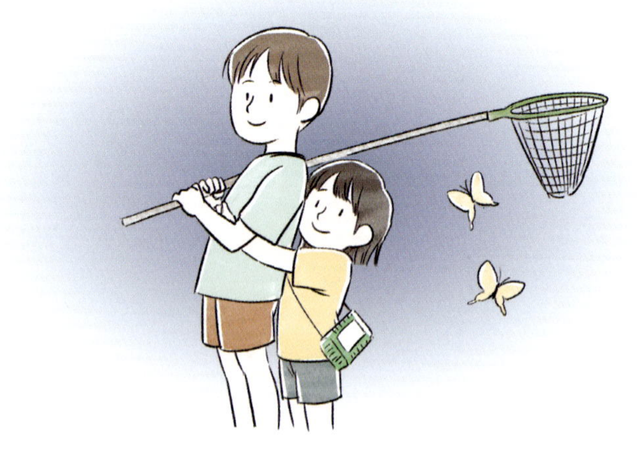

하였다. 누군가에게 그토록 좋아했던 오빠 자랑을 하고 싶었나 보다. 그런 소녀의 얼굴을 보니 너무 마음이 아프고 안타까웠다.

소녀가 어떤 마음일지 소녀의 입장에서 생각해보고 싶어서 어머니와 소녀의 얘기를 듣고 각색하여 내용을 구성하였다. 일부 내용이 과장되었을 수도 있겠지만, 소녀를 그토록 살리고자 했던 오빠의 간절한 마음이 이 글을 읽는 사람들에게도 전해졌으면 좋겠다. 그리고 그런 오빠의 마음을 담아 소녀도 어서 좋아지길 빌어본다.

많이 닮은 두 여자

'할 일이 많다. 많아도 너무 많다. 하루는 24시간뿐인데, 어떻게 이 일을 다 할 수 있을까?' 늘 이렇게 고민만 하다 끝난다. 그래서 일은 더 많아졌다. 뻔한 이야기지만, 누구에게나 있을법한 일이다. 물리치료사로 일한 지 얼마 되지 않았을 때였다. 전 세계에서 손꼽을 만큼 유명한 미국 물리치료사 브릴(Brill)이 우리나라에 와서 강연을 했던 적이 있었다. CNN에서도 몇 번씩 소개된 적이 있는 세계적인 인물이었던 브릴의 강연은 인기가 매우 높았고 그만큼 수강료도 비쌌다. 그렇지만 무엇이든 배우고 싶었던 터라 비싼 돈을 들여 어렵게 그 강연을 신청해 들었다. 브릴은 40대라고는 믿기지 않을 정도의 미모를 지닌 금발 여성이었다. 그녀의 강연은 치료 이론을 가르치고 실제 테크닉을 집중 연습하는 것이라 시간 가는 줄도 모르고 열심히 재밌게 들었다. 지금 생각해봐도 참 재미있는 강연이었다.

강연 마지막 날, 브릴은 자신이 살아가는 얘기를 잠깐 했다. 브릴은 말 그대로 슈퍼맨 같은 삶을 살고 있었다. 대학 졸업 후 바로 결혼해서

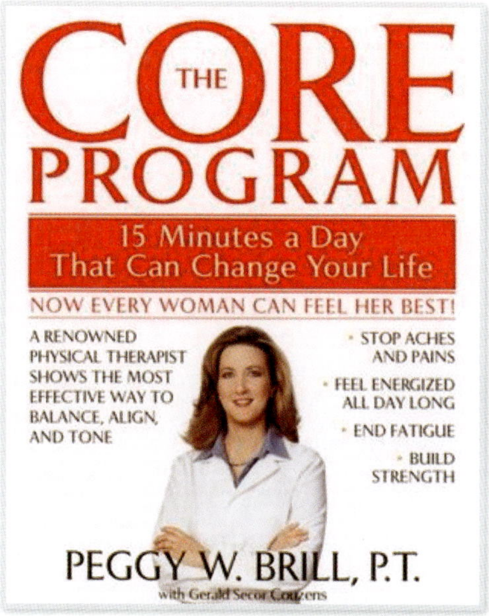

세 명의 아이를 낳았다고 한다. 둘째와 셋째 아이가 아직은 엄마 손길이 필요한 때라서 아침마다 매우 분주히 보내고 있었다. 뉴욕 맨해튼에서 자기 이름으로 3개의 물리치료클리닉을 운영하고 있는 사업가이기도 했지만, 틈틈이 대학에서 학생들을 가르치는 강사로도 활동했다. 게다가 방송 출연도 하고 없는 시간을 쪼개서 책을 쓰기도 하는 등 정말로 살인적인 스케줄을 소화하고 있었다. 내가 보기엔 집안일만 해도 숨이 턱턱 막힐 정도로 힘들 텐데, 어떻게 이 많은 일을 다 할 수가 있을까? 미스테리 그 자체였다. 뭔가 중요한 비법이 있을 것 같아 계속되는 말을 유심히 들었다. 브릴은 분명한 말투로 또박또박 얘기했다. "일이 벅찰 때 내가 할 일이 무엇인지 천천히 써보고 우선순위를 정한 후 하나씩 하나씩 한다. 그러면 모든 일을 제시간 안에 다 끝낼 수 있다." 비법은 참

간단했다. '말이 쉽지, 그게 정말 되겠나?'라는 의구심이 들긴 했지만, 브릴의 말은 내게 작은 울림을 주었다. 강연도 좋았지만, 무엇보다도 어떻게 살아야 하는지를 배울 수 있어서 더더욱 좋았다. 강연이 모두 끝난 후 집에 돌아오는 길에 서점에 들러 브릴이 쓴 책을 사서 읽어 보았다.

그 후로 내 삶에도 아주 조그만 변화가 생겼다. 곰곰이 생각해보니, 사실 그동안 할 일이 많았던 게 아니라 고민과 걱정이 많았던 것 같았다. 일이 많다고 생각하면서 정작 일은 안 하고 고민만 했다. 브릴의 말대로 어떤 일을 해야 하는지 천천히 적어보았다. 글로 하나씩 옮겨 적다 보니 어떤 일이 중요하고 어떤 일을 먼저 해야 할지 잘 알 수 있었다. 신기하게도 그토록 많은 일을 정해진 시간에 모두 다 할 수 있었다. 나 스스로 대견하고 놀랍기도 했지만, 돌이켜 보면 주변을 바라보는 마음의 여유를 잃고 살았기 때문에 모든 일이 한없이 어렵게 보이지는 않았나 싶었다. 깨달음을 넘어 커다란 삶의 지혜를 얻은 듯이 뿌듯했다.

여전히 많은 사람을 만나면서 이전과 다름없이 바쁜 삶을 살았다. '내가 아직은 이 사회에서 쓸모 있고 필요한 존재구나'라고 스스로 위로하면서 또다시 정신없이 하루하루를 보내고 있었다. 그런 중에 우연히 어느 물리치료사를 알게 되었다. 앳된 얼굴에 큰 키 그리고 다부진 체격을 보니 물리치료사가 천직인 것처럼 보였다. 주중에 힘들게 일하면서도 주말에는 교육을 들으러 다니는, 매우 열정적인 여성이었다. 물리치료를 정말 잘하고 싶어서 배우고 싶은 것도 많았나 보다. 나 또한 부족한 실력을 메꾸고자 여기저기 다니며 온갖 교육을 다 들었는데, 내가 쫓아다녔던 강연에는 어김없이 그녀가 있었다. 한두 번 봤을 때는 그냥 그러려니 했다. 그러나 여러 번 계속 마주치다 보니 대체 그녀가 누군지 궁금하기 시작했다. 어렴풋이 들어 이름 정도만 알 수 있었을 뿐, 뭐 하는 사람인지 자세히 알 수는 없었다. 그냥 그렇게 잊고 지냈다.

몇 해가 지났을 무렵 그녀를 대학원에서 다시 만났다. 그녀는 직장을 학교 근처로 옮기면서까지 대학원 공부에 전념했다. 그간의 인연으로 흔쾌히 그녀의 논문을 도와주었는데, 논문을 시작해서 실험하고 마무리하기까지 그녀의 열정과 정성은 그야말로 대단했다. 연구 기간은 단 4주뿐이었지만 1년 이후에도 환자들의 상태가 어떤지 평가해야 했는데, 이미 환자들이 다 퇴원하여 최종 평가를 하는 것 자체가 불가능했다. 아마도 다른 사람 같았으면 이쯤에서 포기했을 것이다. 그러나 그녀는 일일이 몇 시간씩 차를 운전해서 환자 한 명 한 명 집에까지 찾아가 1년 후 마지막 평가까지 모두 마쳤다. 그녀의 열정에 감탄하지 않을 수 없었다. 이렇게 쓰여진 논문은 국제 저명 학술지에 실렸고, 그녀 덕분에 나 또한 영광스럽게도 그 논문에 이름을 올릴 수 있었다.

그녀는 아이디어 뱅크였다. 항상 새로운 생각을 품고 다녔다. 대학원에서 박사학위를 받은 후 그녀는 오랜 꿈을 이루기 위해 새로운 일을 시작하였다. 오래 전부터 치매 어르신들을 위한 운동프로그램을 만들고

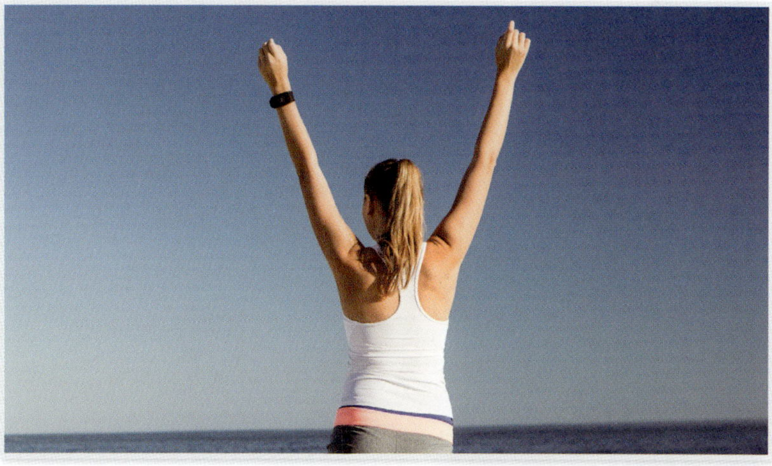

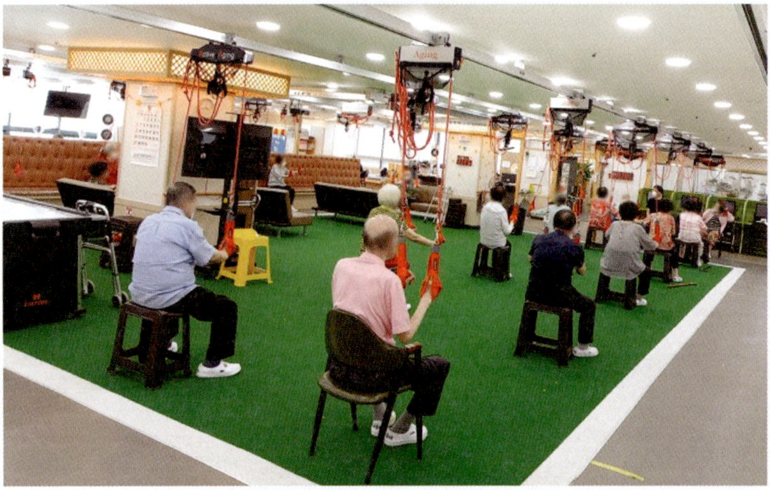

운동은 치매 어르신들의 몸과 정신을 건강하게 만든다.

싫어 했다. 그래서 쉬지 않고 공부하며 이토록 열심히 준비했나 보다. 치매 어르신들은 인지 능력이 떨어지고 기억이 흐려지는 것뿐만 아니라 거동도 조금씩 나빠진다. 노화에 따른 신체 변화도 힘들지만, 몸을 자주 움직이지 않으면 관절과 근육 상태가 금방 나빠지는 게 더 큰 문제이다. 그래서 어르신들에게 운동은 꼭 필요하다. 물리치료사라면 누구나 다 아는 사실이지만, 이것을 어떻게 할지 고민하는 사람을 여태껏 보질 못했다. 그러나 놀랍게도 그녀는 주저하지 않고 일을 벌였다. 100평쯤 되는 주간보호센터를 열고 어르신들이 운동할 수 있는 환경을 만들었다. 본인이 직접 나서서 운동프로그램을 만들고 직원들을 교육하면서 어르신들을 안전하게 운동시키도록 만들었다. 운동 효과는 실로 놀라웠다. 어르신들의 몸도 좋아졌지만, 신기하게도 치매 또한 나아지는 기적과도 같은 일이 벌어졌다. 금세 입소문이 나면서 명품 주간보호센터가 되었고, 치매 관리 시스템과 운동프로그램을 배우려고 전국에서 많은 사람들이 몰려들었다. 오로지 그녀의 노력만으로 얻은 결과였다.

이제 그녀는 자신의 역할을 다하고 모든 것을 다른 사람에게 넘겨준 채 또다시 새로운 꿈에 도전하고 있다. 잘 차려져 있는 밥상을 마다하고 새로운 일을 꾸리기가 쉽지는 않겠지만, 이전에도 그랬듯이 그녀는 철저히 준비했고, 이미 수많은 경험을 훈장과도 같이 가슴에 담고 있었기에 막연하고 섣부른 결정은 아닐듯했다. 그녀가 무슨 꿈을 꾸고 있는지 그리고 그녀가 어디까지 달려갈 수 있을지 정말 기대가 된다. 그녀를 알게 된 지 벌써 10여년이 지났다. 그녀는 예나 지금이나 열심히 살고 있다. 세월이 흐른 만큼 그녀에게도 많은 변화가 생겼다. 그녀는 세 아이의 엄마가 되었고, 여느 엄마들처럼 아이들을 돌보느라 정신없는 하루를 보낸다. 그러면서도 꿈을 향해 달려가고 끊임없이 공부하며 새

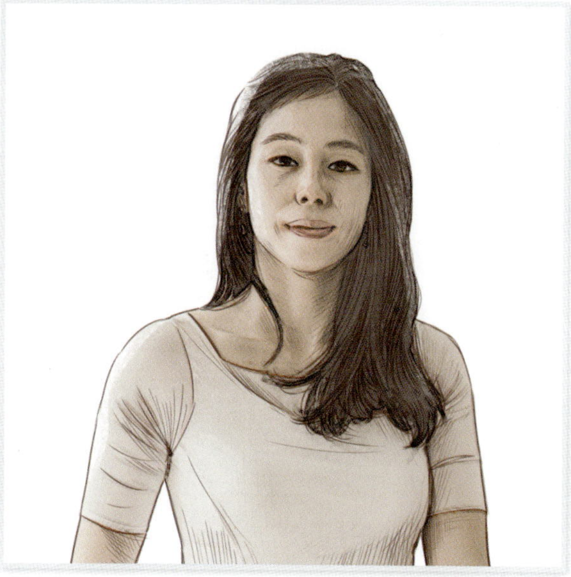

로운 기회를 엿본다. 연구 논문을 쓰고 책도 쓴다. 대학에서 강의도 하고 자기사업도 하는 그녀야말로 초인적인 에너지를 가진 히어로같다.

그녀를 볼 때마다 오래전에 보았던 브릴이 생각난다. 아이가 셋, 바쁜 생활, 미래를 향한 꿈. 계속되는 도전. 그녀는 정말 브릴과 닮았다. 브릴이 그랬듯이, 그녀도 이 힘들고 험난한 생활을 자기만의 노하우로 이겨내고 있었다. 내가 브릴에게 배운 삶의 태도를 그녀는 이미 몸소 실천하고 있었던 것이다. 예전에 브릴을 교훈 삼아 나 자신이 성장할 수 있었다면, 지금은 그녀를 보면서 내 삶의 태도가 어떤지 돌아보게 된다. 진정한 아름다움은 빛나는 외모가 아니라 열정적인 태도와 변함없는 마음에서 나온다. 나는 그녀를 감히 '물리치료를 물리치료답게 만드는 아름다운 물리치료사'라고 말하고 싶다.

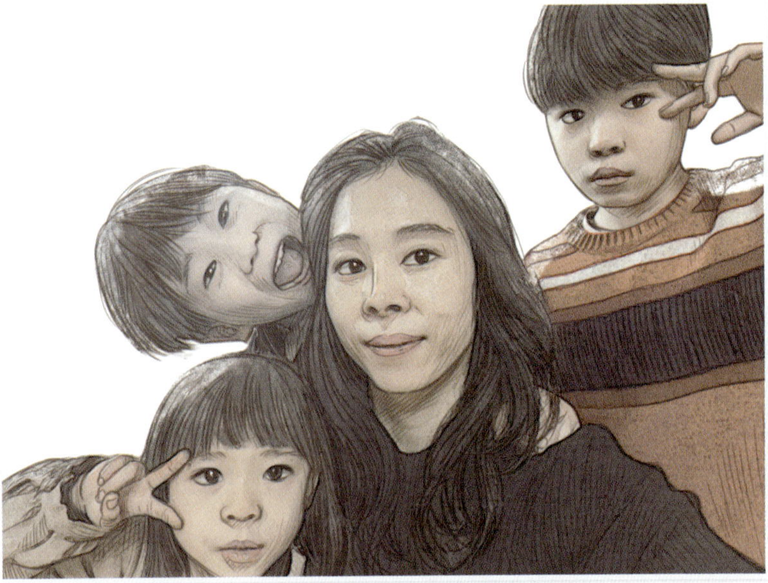

깡순이의 함박 웃음

병원에는 많은 사람들이 어울려 살아간다. 물리치료사에게 병원은 직장이자 일터이지만, 환자들이나 보호자들에게 병원은 간절함을 담고 있는 생활 터전이다. 심한 병에 걸리거나 크게 다쳐 거동이 불편한 환자들은 건강을 되찾기 위해 오랫동안 입원한다. 짧게는 2~3개월 만에 퇴원하기도 하지만, 상태가 심하여 수술이나 집중치료가 필요한 경우, 1년이 넘게 병원에 입원하기도 한다. 그래서 물리치료사들은 오랫동안 환자들과 함께 시간을 보낸다. 재활의 성공은 물리치료사가 환자/보호자와 얼마나 좋은 관계를 맺고 있는지에 따라 달라진다고 해도 과언이 아니다. 긴 시간을 함께 지내다 보면 서로의 사생활을 공유할 정도로 깊은 정이 쌓이기도 한다.

어느 날 30대 초반의 젊은 남자가 사지마비로 입원하여 물리치료를 받으러 왔다. 이 환자는 다치기 전에 서울에 있는 대기업에 다니는 유능한 회사원이었다. 부산으로 출장을 갔다가 계단에서 넘어져 목을 세게 부딪쳤다. 약간 불편하기는 했지만 심하지 않다고 여겨 서울까지 차

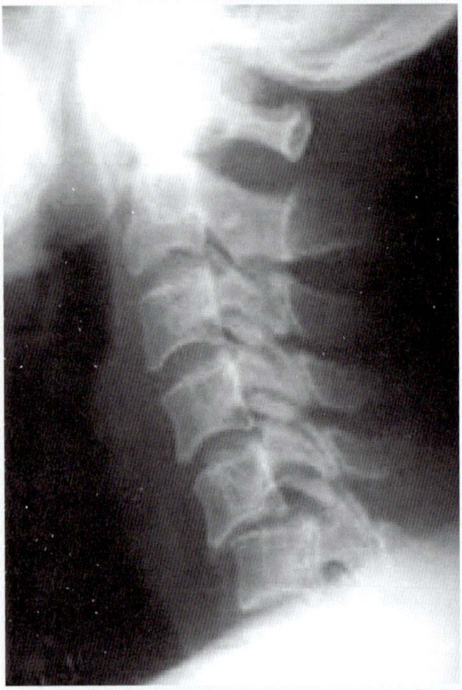

목뼈의 배열이 어긋나면 척수손상으로 팔다리마비가 될 수 있다.

를 몰고 왔는데, 어찌 된 일인지 도중에 목덜미가 심하게 아프고 운전하기 어려울 정도로 팔다리에 힘이 빠지는 느낌이 들었다고 한다. 간신히 집에는 도착했으나 팔다리에 힘을 줄 수가 없어 차에서 내리지 못하고 온 힘을 다해 부인에게 전화해서 도움을 청했다. 그는 그 자리에서 119 구급차에 실려 병원으로 옮겨졌다. 나중에 검사해보니, 다섯 번째와 여섯 번째 목뼈가 살짝 어긋나 있었고 척추뼈 모서리가 부스러져 그 작은 뼛조각이 뇌신경 안쪽으로 파고들어가 있었다. 이런 상태로 몇 시간 동안 쉬지 않고 차를 운전해 고속도로를 달려왔다는 것이 믿기지 않을 정도였다. 수술로 목뼈를 맞추기는 했지만, 뼛조각은 한참 동안 뇌 안쪽에 박힌 채 그대로 남아 있었다. 날카로운 뼛조각이 뇌를 다치게 할 수 있기 때문에 빨리 빼내야 했지만, 민감한 부위에 안쪽 깊숙이 자리한 뼛조각을 제거하기란 쉽지 않았다. 주치의의 고민 끝에 턱뼈를 반으로 자르고 옆으로 벌린 후 안쪽 깊이 박혀 있는 뼛조각을 빼내는 또 한 번의 어려운 수술이 진행되었다. 수술은 성공적이었지만, 사지마비 때문에 혼자서는 꼼짝도 못 하는 매우 가혹한 현실이 남아 있었다.

기능훈련을 하러 운동치료실에 온 첫날이 생생하게 생각난다. 환자는 목 보호대를 감은 채 휠체어를 타고 부인과 함께 왔다. 우락부락하게 생긴 환자와 그의 곁을 지키는 부인은 진중하고 침착하였지만 불안한 표정이 가득해 보였다. 환자는 과묵하고 말이 없는 반면, 부인은 아름다운 외모만큼 활달하고 적극적이었으며 대단히 포용적인 사람이었다. 종종 거칠고 단호하긴 했지만, 항상 분위기를 주도할 만큼 강했던 탓에 물리치료실에서는 그녀를 '깡순이'라고 불렀다. 그녀 자신도 이런 별명에 무척 익숙한 것처럼 보였다. 언뜻 보아도 두 사람 성격이 확연히 달라 어떻게 결혼했는지 항상 궁금했다. 두 사람 사이에 3살짜리 딸이 있었는데, 너무 아쉽게도 아빠를 닮았다. 이 환자가 치료하러 올 때면 그녀와 함께 도란도란 얘기하는 것이 매우 즐거웠고 덕분에 물리치료실 분위기도 화기애애해졌다. 매일 하루 2~3시간 정도 환자와 보호자를 마주하면서 오랜 시간을 함께 지내다 보니 개인적으로도 꽤 친해질 수 있었다.

환자의 몸 상태가 완전 마비는 아닌지라 회복될 가능성이 있긴 했지만, 그 과정이 쉬울리 없었다. 팔다리에 힘이 들어오기까지 3~4개월이 걸렸고, 6개월쯤 되어서야 조금씩 혼자 서는 동작을 할 수 있었다. 길고 긴 인고의 세월이었다. 뜻대로 되는 것 하나 없는 팔다리를 억지로 움직이는 것이 고통스러웠을텐데, 그들은 이 힘든 과정을 묵묵히 견뎌내고 있었다. 8개월이 되어서야 환자는 마침내 혼자 일어나 힘겨운 한 걸음을 뗄 수 있었다. 그 순간 우리의 깡순이는 폭풍 같은 눈물을 흘렸다. 첫아이의 첫걸음마를 본 엄마의 마음이 그런 것일까? 얼마나 마음 졸이며 간절하게 바랐던 첫걸음이었을까? 단 한 번도 흐트러진 모습을 보인 적 없는, 그토록 강했던 그녀가 흐르는 눈물을 주체하지 못하고 펑펑 울고 있는데, 하마터면 나도 따라서 울 뻔했다. 참으로 여러 가지 의미가 있는 눈물이었다. 불안한 미래와 걱정 속에서 찾은 한 줄기 희망이었고, 여러 번의 수술과 길고 긴 재활 훈련의 노고에 대한 보상이었으며, 무엇보다도 소중한 가족에 대한 사랑이었다.

물리치료사는 많은 사람을 만난다. 환자든 보호자든 병원에 오는 사람들은 대부분 몸과 마음이 지쳐 있어 다른 사람을 생각할 여유가 없다. 사지마비라는 것이 평생 장애로 남을 만큼 매우 심각한 것이기에 불안

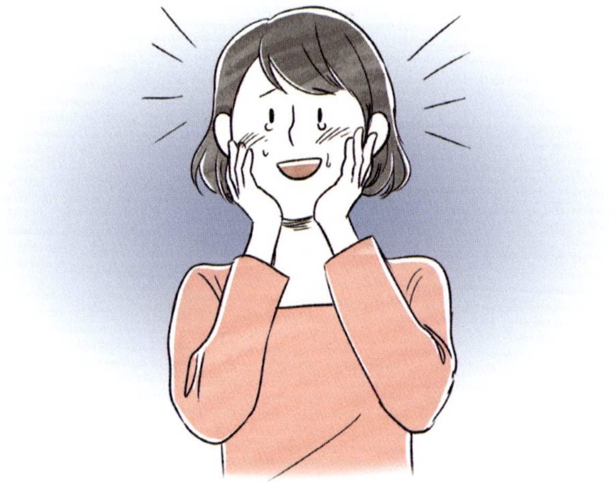

감과 절망감은 상상을 초월한다. 이런 감정을 숨긴 채 오랫동안 치료에 집중하는 것은 매우 힘든 일이다. 정말 대단하게도 그들 부부는 모두 잘 견뎌냈고, 결국 환자는 그녀의 손을 잡고 걸어서 퇴원했다. 퇴원하기 전 그녀는 오랫동안 함께 했던 물리치료실에 들러서 햇살보다도 더 환하게 웃으며 아쉬움과 감사함을 전했다. 아이 같은 첫걸음마에서 보인 그녀의 폭풍 눈물과 어른 걸음에서 보인 함박웃음이 주는 의미는 다른 듯하지만 묘하게도 같아 보였다. 바로 가족을 지극히 아끼고 사랑하는 마음이었다. 그녀가 보여준 남편에 대한 헌신적인 사랑이야말로 우리가 배워야 할 가장 중요한 가치가 아닐까 생각한다. 그녀 덕분에 이 세상 무엇과도 바꿀 수 없는 가족에 대해 다시 한번 깊게 생각해볼 수 있었다. 잠깐 스쳐 지나간 인연이었지만, 나에게는 큰 교훈이었고 이제는 소중한 추억이 되었다.

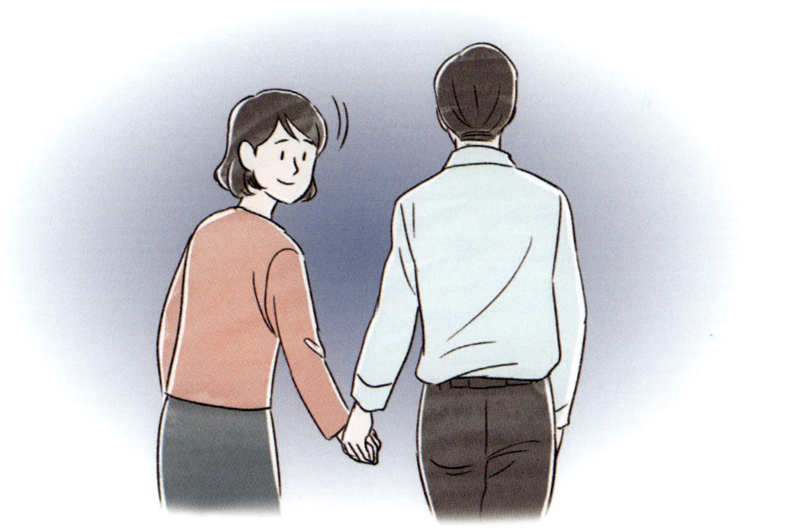

프리지아(freesia)의 꽃말

겨울의 매서운 칼바람에 옷깃을 여미고 견뎌낸 시간만큼 따사로운 봄바람은 헤아릴 수 없이 큰 즐거움을 준다. 그래서 온몸에서 느껴지는 봄기운이 반갑기만 하다. 3월의 대학 캠퍼스는 봄의

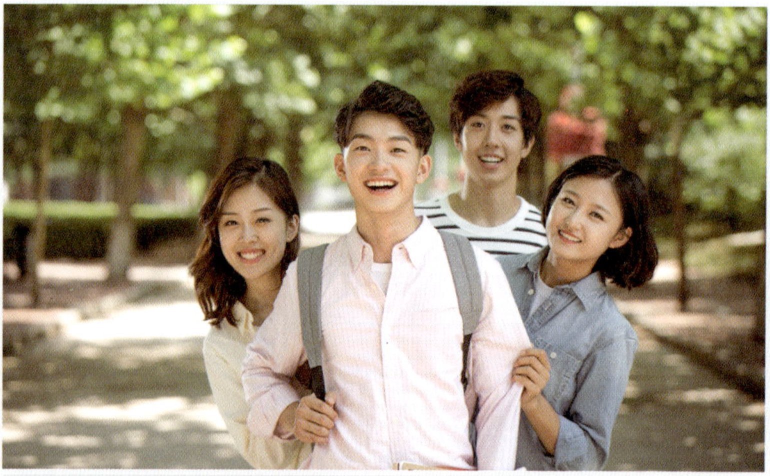

길목에서 오랜 친구를 만나는 학생들로 언제나 북적인다. 봄꽃보다 더 화려한 미소를 띠며 서로의 안부를 챙기는 모습이 보는 사람들마저도 행복하게 만든다. 예나 지금이나 대학의 봄은 언제나 젊은 에너지가 차고 넘친다.

봄은 새로운 시작이다. 끝날 것 같지 않던 고3 생활을 이겨낸 신입생들의 얼굴에는 대학생이 되었다는 뿌듯함이 고스란히 묻어나 있다. 마치 전쟁에서 크게 승리한 개선장군처럼 어깨에 잔뜩 힘을 주고 강의실로 한 걸음씩 크게 내지른다. 얼굴에는 자신감이 가득 차 있다. 한껏 멋을 부려 찢어진 청바지에 나풀거리는 화려한 봄옷을 입고 학교에 간다. 대학생처럼 보이려고 책이 두세 권밖에 없는데도 굳이 큰 가방을 메고 다닌다. 그렇게 물리치료 수업을 들으러 가는 첫 등굣길은 새롭게 시작하는 대학 생활에 대한 기대와 설렘으로 들떠 있었다. 처음 만나는 대학 동기들, 선배들 그리고 새로운 공부…. 낯선 환경이 걱정될 만도 한데, 그보다는 대학생이 된 것이 너무 좋아 시간 가는 줄도 몰랐다. 처음 만나는 대학 동기들도 정겨웠고, 억지로 마시는 술 한 잔도 즐거웠으며, 한 강의실에서 남녀가 섞여 함께 공부하는 것조차도 신기했다. 같은 마음으로 힘든 공부를 하며 조금씩 '물리치료'를 알아가는 즐거움에 동기들과도 자연스럽게 친해질 수 있었다. 그렇게 그녀를 만났고 우리는 캠퍼스 커플(campus couple)이 되었다.

봄에 태어난 그녀는 수줍게 꽃망울을 막 터뜨린 봄꽃처럼 화사했다. 그래서 그녀와 함께 있을 때면 아무리 추운 겨울이라도 항상 봄을 느낄 수 있었다. 그녀는 봄꽃을 좋아했다. 그중 프리지아 꽃을 가장 좋아했는데, 노오란 프리지아의 느낌이 그녀의 이미지와 잘 들어맞는 것 같았다. 프리지아는 그 화려한 자태에 걸맞게 여러 가지 꽃말이 있다. 그중 가장

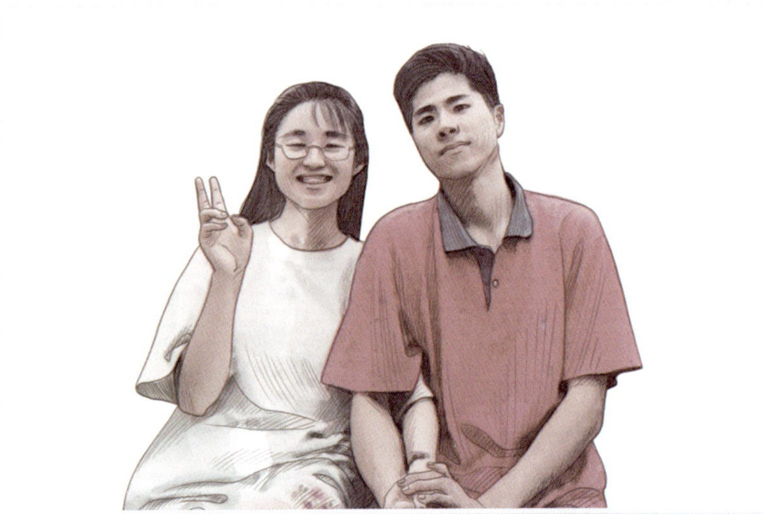

몰래 데이트

처음 나오는 꽃말은 '천진난만'과 '순진'이다. 그녀에게 아주 잘 어울리는 꽃말이다. 대학생이 되긴 했어도 아직은 어린 나이였기에 우리 모두는 마치 싱싱한 풋과일 같은 청아함 그대로였다.

신입생들은 대학의 봄날을 더욱 활기차게 만드는 자양분이다. 신입생의 설렘만큼 새로 들어온 후배에 대한 선배들의 기대감도 크다. 그래서 대학 생활의 첫 MT는 항상 생각했던 것보다 훨씬 더 큰 즐거움이 있다. 누군가는 MT를 '먹고(Meokgo) 토하고(Tohago)'의 약자라고 하는데, 사실 MT는 구성원 훈련(Membership Training)을 의미한다. 그냥, 학생 간의 친목을 도모하기 위한 행사쯤으로 보면 좋을듯하다. 재밌는 놀이와 약간의 음주, 그리고 진솔한 대화…. 그래서 누군가는 MT를 대학 생활의 꽃이라고 한다. 하루 이틀 정도 함께 시간을 보내다 보면 동기 간의 우정은 깊어지고 선후배 간의 마음은 커져만 간다.

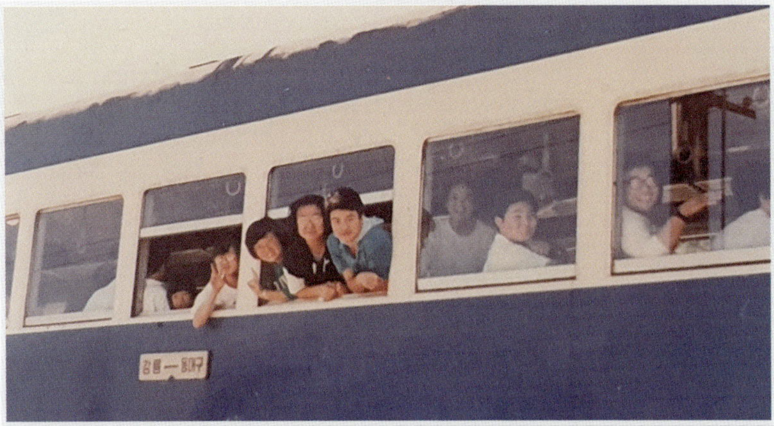

MT 가는 길

봄날의 MT는 봄꽃에서 시작되었다. 차창 밖으로 보이는 연둣빛 싱그러운 나무들과 곳곳에 피어난 다채로운 꽃 맵시에서부터 벌써 마음이 몽글거린다. 여럿이 어울려 놀다 보면 함께 하는 즐거움에 없던 정도 생긴다. 남학생들의 짓궂은 놀이에도 여학생들은 마냥 즐거운 듯 그렇게 친해진다. 늦은 밤에 선후배가 모여 술 한 잔 곁들이며 도란도란 얘기하다 보니 어느새 새벽이 왔다. 술기운에 정신이 몽롱해서인지 아니면 까만 밤이 하얘지도록 떠들어서인지 너무너무 피곤했다. 하지만 어젯밤 게임에서 진 탓에 여럿이 먹을 아침을 준비해야만 했다. 피로감에 영혼 없는 내 모습을 보고 그녀가 대신 아침을 준비하겠다는 무한한 친절함을 베풀었다. 그녀 덕분에 잠깐이나마 단잠에 빠질 수 있었다.

MT에서 아침 메뉴는 언제나 라면 아니면 카레, 둘 중 하나이다. 쉽게 만들 수 있기 때문이겠지만, 라면이든 카레든 그다지 맛나지는 않다. 여럿이 먹어야 해서 양이 많다 보니 라면은 불어 터지기 십상이고 카레

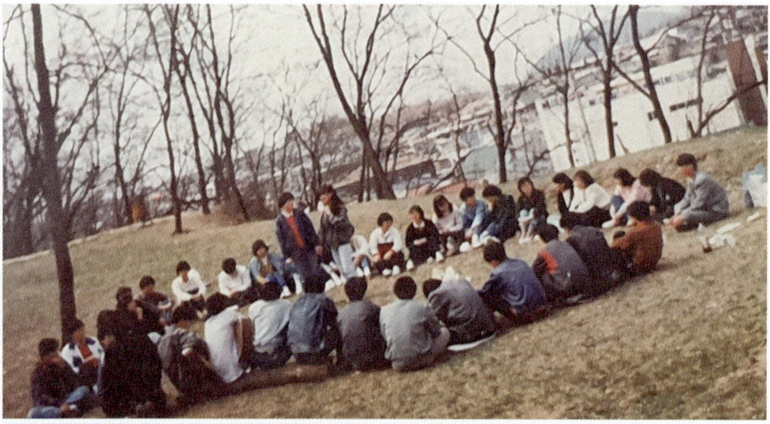

MT의 추억

의 칼칼함은 음주 후 해장하기에 적합하지 않다. 굳이 고른다면 얼큰한 국물이 있는 라면이 차라리 낫다. 그런데 그녀는 카레를 만들었다. 내가 밤새껏 술 마신 줄도 모르고 그녀는 사랑하는 마음을 듬뿍 담아 남들보다 더 많이 카레를 떠주었다. 이미 내가 선택할 수 있는 건 없었다. 유난히 많아 보이는 카레에 밥을 비벼 아주 맛있는 척 그릇 바닥이 훤히 드러날 때까지 뚝딱 다 먹었다. 밤새껏 많은 술을 마셔도 끄떡없었는데, 카레를 먹고 나니 속이 울렁거려 정말 참기 힘들었다. 잠깐 동안 별의별 생각이 다 들었다. '길바닥에 토할까?', '비둘기가 몰려들려나?', '창피하겠지?', '이러다 비호감되겠네' 도저히 그럴 수 없어서 식은땀을 흘리며 간신히 참고 있었다. 그리고 다른 사람들이 아침 먹는 걸 태연한 척 둘러보다 혼자서 몰래 멀리 떨어진 화장실로 갔다. 그리고 먹은 걸 다 토했다. 역시, 카레는 해장 음식이 아니다. 행여 다른 사람들에게 들킬까 조용히 해결하고 입도 충분히 헹궜다. 그리고 아무 일 없다는 듯 돌아와

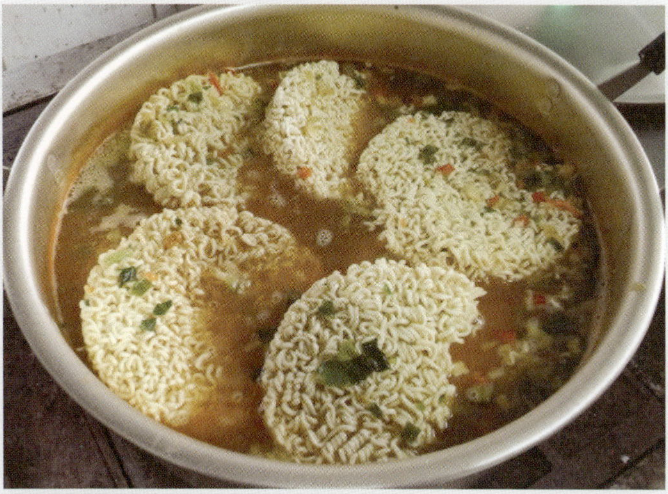

MT의 단골메뉴인 라면

그녀의 일을 거들었다. 내 몸 안에 들어간 카레는 못 지켰지만 그래도 그녀와의 의리는 지켰다. 그걸로 충분했다.

그녀의 대학 생활은 완벽했다. 동아리 활동과 공부 그리고 장학금까지 뭐 하나 부족한 것이 없었다. 그녀는 교수님에게는 훌륭한 학생이었고 부모님에게는 최고의 딸이었다. 그녀에 비하면 나의 존재는 광활한 우주의 먼지 한 톨처럼 미약하기 그지없었다. 그래도 언제나 새벽부터 도서관에 나와 그녀의 자리를 잡아 주었기 때문에 그녀의 공부에 일조한 건 부정할 수 없는 사실이다. 나름 자랑스럽고 가슴 뿌듯한 나만의 추억이다. 대학 생활 내내 그녀가 보인 생활 태도와 가치관을 생각해보면 또다시 노란 프리지아 꽃이 생각난다. 프리지아는 '깨끗한 향기'라는 꽃말도 있다. 그녀는 프리지아처럼 청순하고 깨끗했으며, 남들과 다른 그녀만의 그윽한 향기를 지닌 사람이니까.

대학 졸업은 또 다른 시작이다. 대학 입학 시 느꼈던 기대감과 설렘은 사회생활에 대한 막연한 불안감으로 바뀌어 간다. 졸업 후 그녀는 장애인종합복지관에 취업했고 나는 장교로 군에 입대하였다. 무려 4년 동안이나 늘 함께 시간을 보냈기 때문에 멀리 떨어져 있는 것이 많이 어색했다. 그래서 2년이 넘는 군 생활 동안 나는 매일 그녀에게 3번 이상 전화했다. 군인들의 생활은 오전 6시부터 시작된다. 6시에 일어나서 세수한 후 7시경 아침을 먹으러 식당에 간다. 식당으로 가면서 첫 번째 전화를 한다. 그녀도 출근 준비를 해야 하니까 일찍 깨워줘야 한다는 생각으로 뿌듯하게 전화해서 그녀의 아침을 열어주었다. 그리고 아침밥을 먹고 돌아오면서 또 한 번 전화한다. 아직도 일어나지 않았을 것이라 생각

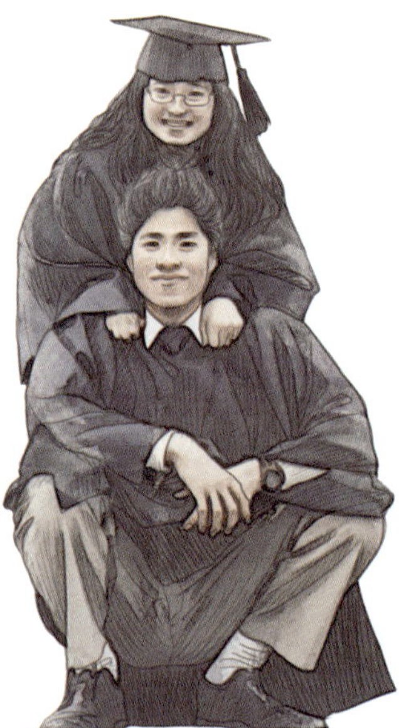

졸업식날

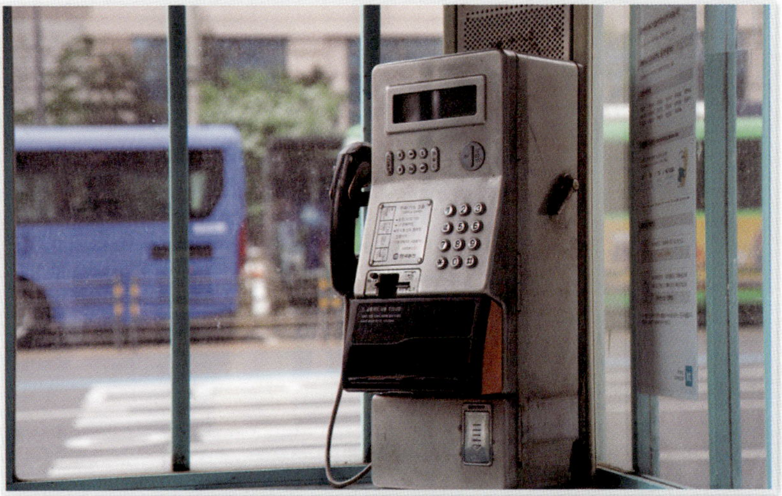

공중전화는 그녀와 나를 연결해주는 유일한 소통 수단이었다.

했기 때문이다. 역시나 그녀는 일어나지 않았다. 여전히 잠이 덜 깬 목소리로 전화를 받는다. 짧은 대화를 마치고 이내 전화를 끊는다. 그리고 일할 채비를 하고 나서 정확히 30분 뒤에 다시 전화한다. 그때서야 그녀는 일어나서 출근 준비를 한다. 이른바, 그녀의 출근 대작전! 그녀를 출근시킨다는 사명감으로 고된 하루를 시작하는 아름다운 날들이었다. 지금 생각해보면, 말이 좋아 그녀를 챙긴 거지, 사실은 단잠을 깨우는 마구잡이 스팸 전화나 마찬가지였던 것 같다. 그녀 역시 종종 귀찮은 내색을 보이긴 했지만, 상관없었다. 그냥 나는 내가 하고 싶은 일을 할 뿐이었다. 그렇게 1년을 넘게 하다 보니 어느새 그녀도 익숙해졌나 보다. 언젠가 군사 훈련 때문에 며칠 동안 아침 전화를 못 했는데, 그녀는 계속 지각했다고 한다.

힘든 군 생활에서 그녀는 비타민 같은 존재였다. 몸이 힘들면 마음도 흔들리는데, 그녀가 있어서 마음의 중심을 다잡을 수 있었다. 서로 떨어져 있는 거리는 중요한 게 아니다. 그냥 존재 자체에서 힘이 생겨난다. 다들 군대 오면 부모님 생각에 눈물짓는다고 하는데, 사실 군대에서 힘들 때 부모님을 생각하는 사람을 본 적이 없다. 군인들은 대부분 여자친구 사진이나 여자 연예인 사진을 보고 힘든 군 생활을 버틴다. 나 역시도 그녀를 생각하며 하루하루를 참고 견뎠다. 신기하게도 부모님 생각은 거의 나질 않았다. 어릴 적 부모님이 다투실 때 꼭 아들한테 물어본다. "엄마하고 살래? 아빠하고 살래?" 대답하기 몹시 어려운 질문이다. 누구의 편에 서서 말할 수가 없다. 왜냐하면 그 아들은 여자친구와 살고 싶기 때문이다. 직접 그렇게 말을 못 할 뿐이지 아들의 마음은 이

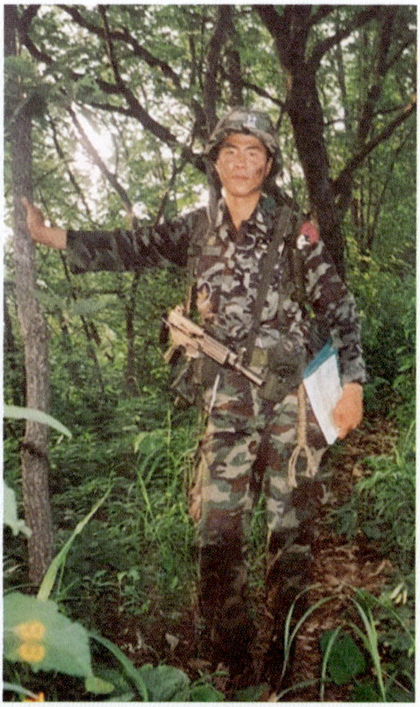

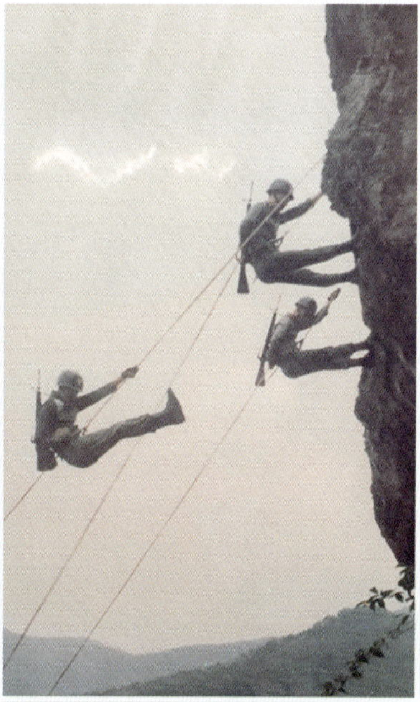

군 훈련 중에

미 다른데 가 있다. 이래서 아들을 낳았다고 좋아할 필요가 없다.

어찌 되었건, 그녀 덕분에 그렇게 힘든 세월을 이겨내고 무사히 전역했다. 우리가 만난지도 꽤 오랜 시간이 흘렀다. 내가 군에 있는 동안 그녀는 직장을 바꿔 누구나 선망하는 큰 종합병원에 들어갔다. 그동안 성실히 준비했던 것이 그녀의 미래를 바꾸는 큰 힘이 된 것이다. 나 역시 좋은 병원에 취업하였고 우리는 계속 좋은 만남을 이어갈 수 있었다. 학창 시절의 낯간지러운 알콩달콩함은 없었지만, 이제는 부담 없이 만날 수 있는 여유가 생겼다. 만난지 9년쯤 되었을 때 마침내 우리는 결혼했다. 너무 오래 사귀어서인지 주변의 지인들은 당연하다는 듯 묻지도 따지지도 않고 청첩장을 받아 들었다.

문득, 살면서 가장 행복했던 시절이 떠오른다. 대학 캠퍼스에 처음 발을 들여놓았을 때가 그랬고, 그녀와 만나고 결혼했을 때도 그랬으며, 그녀가 첫아이를 임신했을 때도 그랬다. 그녀는 입덧이 심하지는 않았지만, 종종 한 번씩 먹고 싶은 걸 급하게 찾곤 했다. 임신한 아내를 위한 남편의 당연한 배려이기에 어떻게 하든 사와야 했다. 찬바람이 매서운 겨울밤이었다. 그녀가 갑자기 옥수수가 먹고 싶다고 했다. 재촉하는 그녀 앞에서 한겨울 자정이 가까운 시간에 옥수수를 어디서 사야 하나 한참을 고민하였다. 자신감 있는 얼굴로 집을 나섰지만, 역시나 거리에는 아무도 없었고 옥수수를 구할 길이 없었다. 옷깃을 여민 채 차갑게 몰아치는 바람을 뚫고 잠시 잠깐 돌아다니다가 번뜩이는 아이디어가 떠올랐다. '추운데 벌벌 떨며 밑도 끝도 없이 돌아다니지 말고 편의점에서 콘샐러드를 사자. 콘샐러드도 옥수수다. 나는 훌륭한 남편이다.' 문을 닫고 있는 편의점 주인에게 조르고 졸라, 간신히 혼자 먹기에는 다소 커 보이는 콘샐러드 통조림을 사서 집으로 들어갔다. 그녀는 나를 한심한 눈빛으로 쳐다보더니 마구 핀잔을 주었다. 그녀가 원했던 것은 고향에서 먹던 강원도 찰옥수수였다. 강원도까진 갈 수 없었기에 그냥 몰랐던 척 연기를 했고 그렇게 눈치를 보며 은근 슬쩍 넘어갔다. 만삭이 되었을 때쯤 그녀의 배는 터질 듯이 불러왔다. 많이 움직이지 않으면 뱃속에서 아이가 너무 커져 분만이 어려워질 수 있다 해서, 그녀는 힘들어도 열심히 운동하려고 했다. 가장 좋아하는 것은 산책이었다. 퇴근 후 집에 돌아온 저녁마다 그녀의 볼록해진 배를 행복하게 바라보며 손잡고 동네 한 바퀴를 돌았던 기억이 난다. 때마침 봄바람이 불어올 때면 가로등 빛에 그녀가 마치 프리지아 꽃처럼 보였다. 프리지아가 흐드러지게 핀 꽃밭에 서 있는 듯 그녀에게서 진한 꽃향기가 풍겨 나왔다. 지금도 그렇게 그녀에게서 꽃향기를 느낀다. 나이가 들면서 사랑이 조금씩 변한다는 말이 실감 난다. 젊은 시절의 열정적인 사랑은 조금씩 줄어든다. 그렇다고 사랑이 없어진 것도 아니다. 풋풋함을 대신해 성숙함이 자리했고, 그

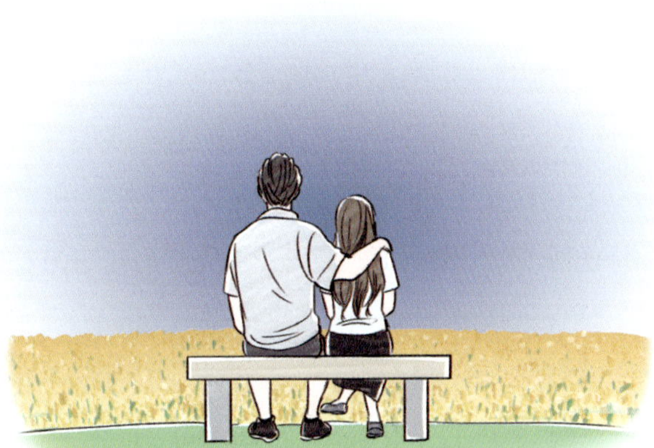

만큼 깊게 익어간다. 함께 한 시간만큼 서로를 바라보는 눈빛은 한층 깊어지고 신뢰감이 쌓였다. 부드럽고 잔잔하게 무게감이 있는 사랑…. 프리지아의 또 다른 꽃말처럼 '차분한 사랑'으로 변해가고 있는 것이다.

그녀는 정말 열심히 공부했다. 누가 시킨 것도 아닌데, 아무런 망설임도 없이 아무도 가지 않은 길을 걸어갔다. 누구의 도움도 없이, 그 어려운 대학원 공부를 혼자서 해냈고 해외 유명 대학으로 가서 자신이 하고 싶은 공부를 하기도 했다. 사실, 내가 조금 도와주긴 했지만, 그녀는 그걸 큰 도움으로 생각하지는 않는 것 같았다. 열심히 하는 만큼 그녀의 존재감은 점점 더 커져만 갔다. 이제는 우리 분야에 없어서는 안 될 사람이 되었다. 요즘 그녀는 부쩍 건강에 관심을 기울인다. 여태껏 앞만 보고 달려왔으니 지칠 때가 되기도 했다. 자기 몸을 좀 챙겨가면서 쉬기도 했으면 좋겠다. 어느 날 문득 그녀의 모습이 평소와 다르게 눈에 들어왔다. 어느새 흰 머리가 조금씩 늘었다. 그리고 살짝 처진 어깨와 무거운 걸음걸이가 보였다. 그런데 이게 너무 안쓰럽고 자꾸 마음에 걸린다. 철없던 시절, '물리치료'라는 인연으로 처음 만나서 오랫동안 같은 곳을 바라보며 살아왔기에 천천히 변해가는 모습마저도 연민이 느껴지나 보다.

언젠가 TV 교양 프로그램에 나왔던 강사의 말이 기억난다. '어떤 사람의 뒷모습이 보일 때 비로소 사랑이 시작된 것이다' 이제야 진정한 사랑이 시작된 것인가? 오랜 세월이 흘러 외모가 변하고 몸과 마음도 예전 같지 않다. 무심코 옛날얘기를 하며 웃는 것도 더는 낯설지가 않다. 이제는 정말 추억을 먹고 사는 나이가 되어가나 보다. 나이 들어 부부는 사랑보다 정(情)으로 살아간다는 얘기를 많이 한다. 부부 사이는 마치 오랜 친구들의 끈끈한 우정처럼 쉽게 떨굴 수 없는 연결고리가 있다. 살아가는 얘기를 스스럼없이 나누고 삶의 행복과 무료함을 함께 채워갈 수 있는 정말 친한 친구가 그녀라면 또 얼마나 좋은가. 그래서인지 그녀가 좋아하는 프리지아의 또 다른 꽃말인 '영원한 우정'이라는 말도 마음에 든다.

프리지아는 '당신의 시작을 응원한다'는 메시지를 담고 있기도 하다. 그래서 사람들은 졸업이나 입학, 그리고 새로운 시작을 하는 사회초년생들에게 축하 선물로 프리지아를 건네준다. 프리지아의 아름다운 꽃말을 하나하나 새겨 보면 마치 그동안 지나온 그녀의 손길이 그대로 담겨 있는 듯하다. 이제 조금 있으면 그녀의 생일이 다가온다. 이런 특별한 날에는 그녀와 똑 닮은 청순하고 화사한 프리지아를 준비하여, 프리지아 꽃말처럼 나와 함께 있어준 모든 날들에 감사한 마음을 가득 담아 한 아름 안겨 주어야겠다.

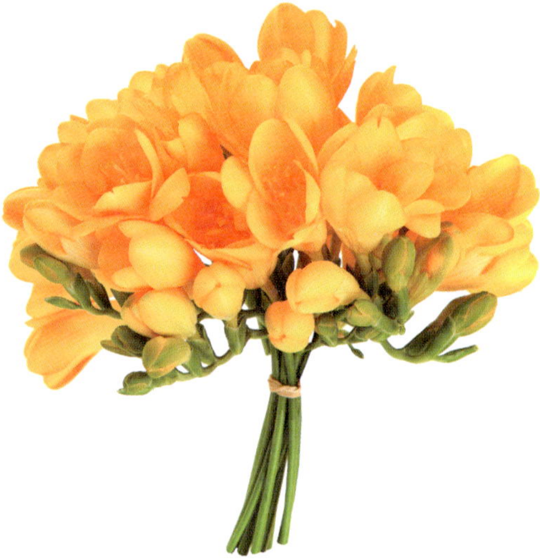